SingLiesel

MIX
Papier | Fördert gute Waldnutzung
FSC® C014138

Über die Autorin:

Sabine Hermann hat Germanistik und Sport studiert und ist seit vielen Jahren ehrenamtlich auf einer akutgeriatrischen Station tätig.

Satz und Gestaltung: Röser MEDIA GmbH & Co. KG, Karlsruhe
Druck: FINIDR, s.r.o.

Printed in Czech Republic

ISBN 978-3-944360-89-8

2. Auflage 2024

www.singliesel.de

Bewegungsspiele für Senioren

Sabine Hermann

SingLiesel Verlag

Vorwort

„Es kommt nicht darauf an, wie alt man wird, sondern wie man alt wird."

Ursula Lehr[1]

Um dieses „Wie", um den Erhalt und die Förderung von Lebensfreude und Aktivität, im Alter geht es in diesem Buch. Es richtet sich an all diejenigen, die den Alltag von Senioren prägen und beeinflussen: an die Angehörigen und an die Mitarbeiterinnen und Mitarbeiter in der Altenarbeit – zu Hause und in den verschiedensten Einrichtungen für ältere Menschen.

Es zeigt Ihnen Möglichkeiten, wie Sie ältere Menschen zur Freude an Bewegung, zum gemeinsamen Tanz und Spiel motivieren können. Neben der Förderung von motorischen Fähigkeiten und Gleichgewichtssinn steht dabei ganz deutlich die Lebensfreude im Mittelpunkt, denn sie findet ihren Ausdruck in Musik und in der Bewegung.

Wie in jedem Lebensalter, so ist es auch für Senioren wichtig, die eigenen Grenzen anzuerkennen, ohne dabei zu resignieren. Altersbedingte körperliche Einschränkungen und Erkrankungen müssen bei der Durchführung der Übungen zwar berücksichtigt werden, sollen aber nicht im Mittelpunkt stehen!

Vielmehr soll diese Sammlung an Ideen zur Bewegungsförderung den Blick weg von Einschränkungen und hin zu Möglichkeiten und Fähigkeiten lenken, die jedes Lebensalter in sich trägt. Ich möchte Sie und Ihre Gruppe ermutigen, die Möglichkeiten innerhalb dieser individuellen Grenzen auszunutzen und zu genießen!

Sabine Hermann

---

1 Ursula Lehr, Wissenschaftlerin (Gerontologin) und Politikerin, in: Der Spiegel, 22. Mai 1989, spiegel.de

Einführung

Es gibt kaum eine Zielgruppe, die vielschichtiger und breiter wäre als die der Senioren. Deshalb stellt die Bewegungsförderung hohe Anforderungen an die Flexibilität und Differenzierungsfähigkeit aller, die sich dieser wichtigen Aufgabe widmen. Die nachfolgenden Ideen und Anregungen zeigen, wie Sie ältere Menschen – je nach ihren Möglichkeiten – motivieren und die Freude an der Bewegung in ihnen wecken und erhalten können.

Einfache Übungen und Spielideen mit Differenzierungshilfen hinsichtlich des Schwierigkeitsgrads ermöglichen den Einsatz dieses Buches nicht nur im Seniorensport, sondern auch zu Hause, in Senioren- und Pflegeeinrichtungen oder in der Kurzzeitpflege. Es kann außerdem im Bereich der Aktivierung mit dem Fokus auf das gemeinsame Erleben eingesetzt werden. Neben der Freude an gemeinschaftlicher Bewegung stehen die Förderung und das Trainieren der motorischen Hauptbeanspruchungsformen Koordination, Kraft, Erhalten von Alltagsbeweglichkeit (Sturzprophylaxe) und Kooperation im Mittelpunkt. Das Trainieren der Ausdauer wird ebenfalls aufgegriffen, gehört aber in den eher sportlichen Bereich von aktiven Älteren und wird deshalb in einem eigenen Kapitel („Laufspiele") vorgestellt.

Viele der vorgestellten Gruppenaktivitäten können ohne Weiteres so abgewandelt und vereinfacht werden, dass sie für den Einsatz zu Hause mit älteren Angehörigen geeignet sind. Lassen Sie sich inspirieren! Die einzelnen Spiel- und Bewegungsformen sind in Kapitel gegliedert, die sich auf bestimmte Themen und Organisationsformen stützen. Damit ist eine rasche und zielgerichtete Auswahl der Übungen möglich. Eine Übersicht zur Schnellorientierung (Seite 10) ergänzt diesen praktischen Ansatz und zeigt die Trainingsschwerpunkte einzelner Übungen auf.

Es ist wichtig, dass die Übungsleitung über den Gesundheitszustand der Teilnehmer informiert ist und die Übungsauswahl sowie die Wahl des Schwierigkeitsgrads an die Möglichkeiten der Gruppe bzw. des einzelnen Teilnehmers anpasst. Sämtliche Übungen und Spiele kommen mit wenig Organisationsaufwand aus. Die einfachen Materialien sind größtenteils in jedem Haushalt vorhanden oder können gemeinsam in der Gruppe selbst hergestellt werden (s. Kurzanleitungen im Anhang).

„Bewegungsspiele für Senioren, die Spaß machen" ist somit kein Sportbuch im klassischen Sinne, sondern eine motivierende Zusammenstellung von Geschichten, Spielen und Ideen zur Bewegungsförderung unter dem Motto: gemeinsam lachen, spielen und bewegen.

Inhaltsverzeichnis

Spieleübersicht zur Schnellorientierung

Name des Spiels	Seite	Aufwärmen	Koordination	Ausdauer	Kooperation	Geschicklichkeit	Merk- und Denkfähigkeit	Entspannung
Bewegungsgeschichte „Morgenstund hat Gold im Mund"		X			X			
Bewegungsgeschichte „Im Supermarkt"		X						
Bewegungsgedicht „Er ist's"		X	X					
Buchstabenlauf		X		X	X			
Wer bist du?		X	X		X			
Slalomlauf		X		X				
Würfelkönig		X	X				X	
Gymnastik-Würfel		X	X					
Kofferpacken		X	X				X	
Stadt - Land - Fluss			X				X	
Ballrennen		X	X		X		X	
Sitzfußball			X		X			
Säckchen-Boccia			X			X		
Balance-Akt		X	X			X		
Tisch-Kegeln			X			X		
Eierlegen		X	X			X		
Tisch-Minigolf			X			X		
Bewegungs-Mau-Mau			X				X	
Klatschkreis		X	X		X			
Becher-Rap			X		X		X	
Dirigent			X		X			
Rundfunk		X	X		X			
Sitz-Aerobic		X	X	X				
Im Frühtau zu Berge			X		X		X	
Rosen-Walzer			X		X		X	
Blocktanz		X	X	X			X	
Polka			X		X		X	
Rumba			X		X		X	
Sirtaki		X	X		X			
Koordinationsläufe			X	X		X		
Einkaufszettel		X		X	X		X	
Bierdeckel-Lauf				X				
Würfel-Bingo				X	X			
Puzzle-Lauf				X	X		X	
Ein Besuch bei Oma			X	X				

Name des Spiels	**Seite**	**Aufwärmen**	**Koordination**	**Ausdauer**	**Kooperation**	**Geschicklichkeit**	**Merk- und Denkfähigkeit**	**Entspannung**
Schatten-Lauf		X	X	X	X			
Servier-Staffel			X			X		
Ampel-Spiel		X	X	X				
Kegel-Spaß			X	X		X		
Tennis leicht gemacht			X		X			
Hand-Fuß-Ball			X		X			
Tunnelball					X	X		
Stationen-Ball			X		X			
Sonntagszeitung		X	X			X		
Luftballonspiele		X	X		X	X		
Waschtag			X		X	X		
Fließband					X	X		
Gordischer Knoten			X		X	X		
Parcours zur Sturzprophylaxe			X		X	X	X	
Bewegungsimpulse für Schwungspiele		X	X		X	X	X	
Teamwork gefragt			X		X	X		
Ball über die Schnur - mal anders			X		X	X		
Denkmal bauen			X		X	X		
Schattenspiel-Ideen			X		X			
Orientierungslauf		X		X	X		X	
Seifenblasen-Träume			X			X		X
Tic-Tac-Toe		X			X		X	
Garten-Krocket			X			X		
Barfußpfad			X			X		
Reise durch den Körper								X
Entspannungsgeschichte								X
Schreiben auf dem Rücken					X		X	X
Massagekreis					X			X
Backstube					X			X

1. Rein ins Vergnügen!

Bewegungsgeschichten und Spiele zum Aufwärmen

Sicherlich fragen Sie sich manchmal, ob dieses lästige Aufwärmen wirklich sein muss?
Die zentrale Aufgabe von Aufwärmspielen ist es, die Übenden auf eine gesteigerte körperliche Aktivität vorzubereiten, indem sie das Herz-Kreislauf-System anregen, Muskeln langsam erwärmen, Gelenke mobilisieren und somit Verletzungen vorbeugen. Dies gilt natürlich auch – oder gerade – für Bewegungsangebote für Senioren.
Doch neben dieser sportlich-funktionellen Bedeutung des Aufwärmens ist in Seniorengruppen vor allem auch der soziale Aspekt von Bedeutung: das „Miteinander-warm-Werden". In vielleicht noch fremden Gruppen können Aufwärmspiele durch ihren hohen Motivations- und Kommunikations-Charakter in ganz besonderer Weise zum gegenseitigen Austausch und zu einem ersten Kennenlernen beitragen (siehe „Buchstabenlauf", „Wer bist du?"). Das gemeinsame Aufwärmen soll eine Atmosphäre erzeugen, in der es jedem gelingt, den Alltag hinter sich zu lassen und sich auf Spiel und Spaß einzulassen.

Leistungsdruck und sportlicher Wettkampf sind bei Aufwärmspielen, wie übrigens in vielen Bereichen des Seniorensports, fehl am Platz. Das Verletzungsrisiko würde sonst erheblich steigen. Das Aufwärmen ist also nicht nur eine funktionelle Notwendigkeit, sondern eine Spaß und Freude bringende Vorbereitung auf ein gemeinsames bewegungsorientiertes Tun.

Bei den hier vorgestellten Aufwärmspielen wird bewusst auf Geräte verzichtet. Ohne weiteres Material können Sie etwa mit den Bewegungsgeschichten sofort beginnen und thematisch unmittelbar an die Erfahrungswelt der Senioren anknüpfen. Die vorgeschlagenen Bewegungen können (und müssen) individuell an die Möglichkeiten der Gruppe angepasst werden. Hierbei ist das Variieren und das Erfinden neuer Geschichten explizit erwünscht – der Kreativität sind keine Grenzen gesetzt …

1 Morgenstund hat Gold im Mund Bewegungsgeschichte

Material

- keins (evtl. Gymnastikmatte für jeden Teilnehmer)

ca. 10 Minuten

Organisationsform:
Einzelübung mit Möglichkeit zur Kontaktaufnahme im Kreis oder im Raum verteilt

Ziel:
Muskulatur erwärmen, sanft dehnen und kräftigen, sich kennen lernen, Spaß

Ablauf

Die Übungsleitung liest oder erzählt die folgende Geschichte. Sie macht dabei die angegebenen Bewegungen vor *(kursiv hervorgehoben, Text in eckigen Klammern nicht mitlesen)*. Die Teilnehmenden machen die Bewegungen nach und variieren sie kreativ in Form und Intensität.

Wichtig ist, dass beim Vorlesen nicht zu schnell gesprochen wird, damit genug Zeit zum Nachmachen oder gar Entwickeln eigener Bewegungen bleibt.

Tipp

Erzählen Sie die Geschichte in Ihren eigenen Worten oder machen Sie sich einen kleinen „Spickzettel" – das wirkt nicht nur authentischer, sondern macht Sie auch sicherer und verschafft Ihnen mehr Bewegungsfreiheit beim Vormachen!
Haben Sie keine Angst vor Übertreibungen, und denken Sie daran: Ihre eigene Motivation und Ihr Spaß an der Geschichte werden die Teilnehmenden motivieren und tragen damit entscheidend zum Gelingen bei!

Differenzierung

Grundsätzlich gilt: Jeder nach seinen Möglichkeiten! Deshalb darf und muss jeder Einzelne selbst entscheiden, welche Bewegungen guttun oder nicht. Bewegungen können auf diese Weise kreativ variiert und Belastungen selbstständig dosiert werden.

Die einfachen und motivierenden Bewegungsformen sollten auf Ihre Gruppe abgestimmt werden und diese weder über- noch unterfordern. Die hier vorgestellte Bewegungsgeschichte beginnt im Liegen und ist daher einem **mittleren Schwierigkeitsgrad** zuzuordnen.

- **leichter**: Startposition und weitere Übungen im Sitzen oder Stehen ausführen, kleinere Bewegungsamplituden, geringeres Tempo

\+ **schwieriger**: Beginn im Liegen, große beidseitige Bewegungen (rechts, links), gesteigertes Tempo, z. B. beim „Kniehebe-Lauf", Sitzen in tiefer Position, mehrere Wiederholungen

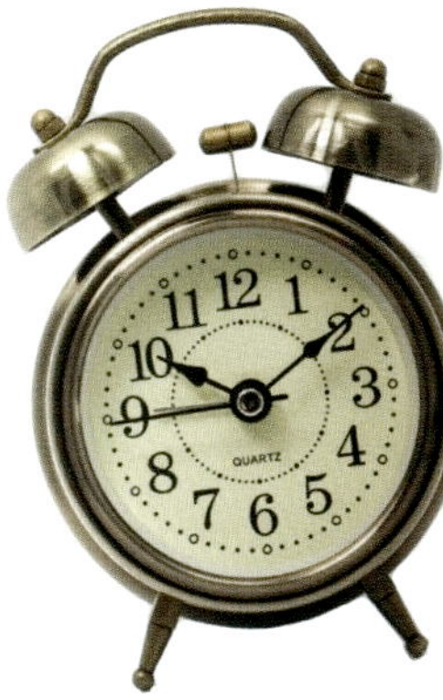

Morgenstund hat Gold im Mund

Erinnern Sie sich, wie das einmal war an einem Montagmorgen? *[Teilnehmer und Übungsleitung legen sich auf den Boden.]*
Wir hatten ein schönes Wochenende, liegen noch entspannt im Bett und haben süße Träume, bis rrrrrrrrrrrrrring! - der Wecker klingelt.
Schlaftrunken *tasten wir um uns, hinter uns*. Wo steht der Wecker nur? Ah, da ist ja die Austaste - geschafft!
Wir *rollen uns auf die Seite* und *stehen langsam auf*. Wir *gähnen* und *recken* und *strecken* uns in alle Himmelsrichtungen.
Ein *Blick auf die Uhr:* Was? Schon so spät? Wir huschen die Treppe hinunter *[am Platz abwechselnd die Knie heben]*. Jetzt Frühstück im Schnellverfahren: Die Kaffeemaschine ist eingeschaltet, alles ist bereits gerichtet.
Wir setzen uns an den Tisch *[Tiefposition einnehmen und halten]* und *schneiden* eine Scheibe Brot ab *[große Armbewegung]*. Das Messer ist schon wieder stumpf! *[Wiederholung.]*
Die Butter fehlt - also *aufstehen*, zum Kühlschrank *gehen [ein paar Schritte laufen]*, Butter rausholen *[Öffnen, Schließen]*, dann *zurücklaufen, hinsetzen*.
Jetzt streichen wir das Brot *[Armbewegung]:* mit Butter,

Marmelade, Wurst oder Käse? Was gibt's bei Ihnen? Vielleicht schmeckt das Frühstück vom Nachbarn besser? Fragen Sie doch mal nach und probieren Sie! *[Durch den Raum laufen*, Austausch mit 2-3 Partnern, Kennenlernen.]

Wir beißen herzhaft zu und *kauen* hastig. Es ist schon spät!
Schnell noch drei Schlückchen Kaffee im Stehen *[Trinkbewegung: Ellenbogen hoch mit Blick zur Decke]*. Das muss reichen!
Ab ins Badezimmer: Wir steigen die Treppe wieder hoch *[am Platz abwechselnd die Knie heben]*.
Jetzt reicht's nur noch für eine Katzenwäsche: Erst mal *Zähne putzen*. Dann waschen wir uns *im Gesicht, im Nacken, unter den Armen, den Oberkörper, entlang der Beine, und die Füße* nicht vergessen! Jetzt mit dem Handtuch *trocken reiben* – und eine kleine Twisteinlage beim Rückenabtrocknen *[imaginäres Handtuch hinter dem Rücken abwechselnd nach rechts und links ziehen]*, so viel Zeit muss sein.
Jetzt wird's langsam kalt, also schnell anziehen!
Socken oder Strumpfhose anziehen, dann Hemd oder Bluse – und zuknöpfen! In Hose oder Rock steigen, einen warmen Pulli über den Kopf ziehen.
Ein Blick in den Spiegel: Jetzt noch *Haare bürsten und schön machen*.
Mann, sehe ich heute gut aus! *[Daumen hoch.]*

Und weiter geht's:
Wir *gehen eilig* aus dem Haus. Jetzt rein ins Auto und mit Vollgas durch die Kurven *[Kurvenlauf]*, zur Arbeit fahren.
Gut, dass wir das alles hinter uns gelassen haben und uns beim ersten Klingeln des Weckers einfach noch mal umdrehen dürfen!

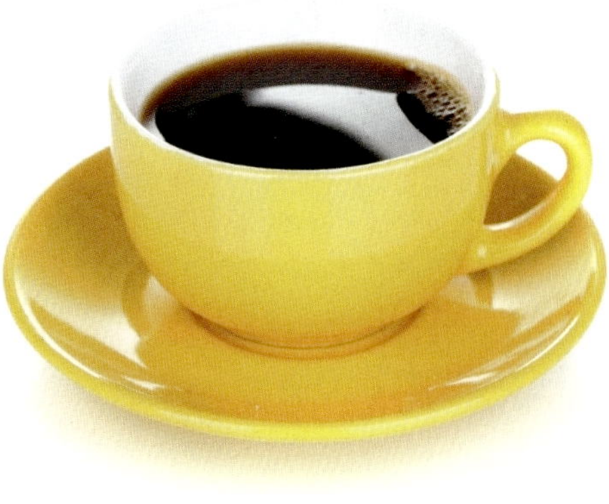

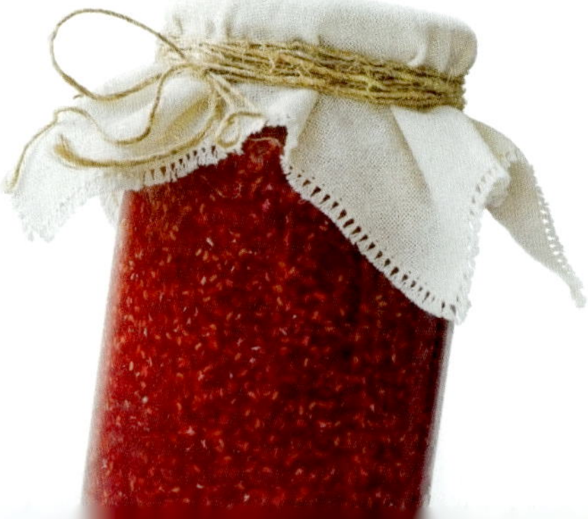

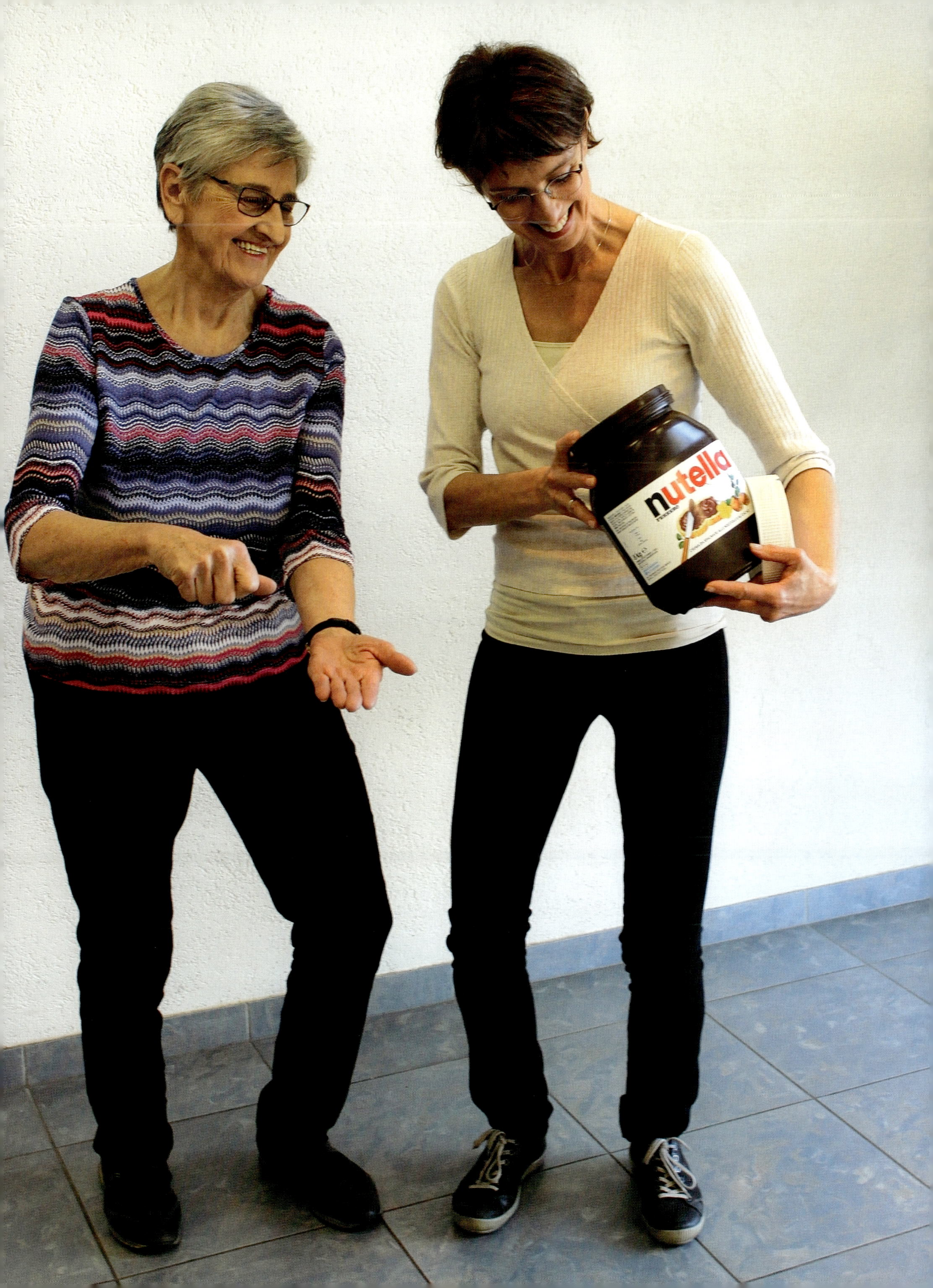
nutella

2 Im Supermarkt Bewegungsgeschichte

Material
- 1 Stuhl pro Teilnehmer

ca. 10 Minuten

Organisationsform:
Stuhlkreis
(Lauf-Abschnitte im Raum)

Ziel:
Herz-Kreislauf-System anregen, Muskulatur erwärmen, Rumpf sanft dehnen, Arm- und Beinmuskulatur kräftigen

Ablauf

Die Übungsleitung liest die folgende Geschichte langsam vor. Wie bei allen Bewegungsgeschichten soll das Gelesene mit viel Spaß in Bewegung und szenisches Spiel umgesetzt werden.
Die Anweisungen im Text *(kursiv hervorgehoben)* stellen Bewegungsideen dar, die Sie oder die Teilnehmenden selbstverständlich variieren dürfen.
Für diese Geschichte ist ein Start im Stehen empfehlenswert mit einem Wechsel in den Stuhlkreis ab: „Wir sind da!" Aber auch hier gilt: Jeder nach seinen Möglichkeiten!

Differenzierung

- **leichter:** alle Bewegungsformen sitzend im Stuhlkreis

+ **schwieriger:** gesamte Übung im Stehen, laufen in unterschiedlichen Geschwindigkeiten; „Wagenschieben" auch möglich in Tiefposition im Stehen zur Kräftigung der Oberschenkelmuskulatur. Optimal wäre ein Wechsel zwischen Stehen und Sitzen (von den Teilnehmenden frei wählbar), um einerseits Trainingsreize zu setzen, andererseits aber vor Überlastung zu schützen.

Im Supermarkt

[Blick auf die Uhr.] Hilfe, schon 17.07 Uhr! Wir müssen noch einkaufen! Nicht nur Milch und Hefe fehlen, sondern auch der Kaffee und die Nudeln sind ausgegangen. Also ziehen wir die Schuhe an *[aus dem Stand bücken – mit geradem Oberkörper! – oder Fuß auf den Stuhl].* Dann schlüpfen wir in den Mantel *[große Streckbewegung beider Arme].*

Jetzt stecken wir noch Schlüssel, und Portemonnaie ein und kontrollieren, ob wir die Brille auf haben *[beide Hände am Kopf, Ellenbogen hoch],* damit wir den Einkaufszettel auch lesen können. Alles da. Also Tür zu, *Schlüssel umdrehen* und los.

Wir *gehen* durch die Straßen – *nach links und nach rechts* – entdecken unsere Nachbarn, denen wir im Vorbeigehen die *Hand schütteln*, und stoppen am Zebrastreifen.
Wir *schauen nach links, nach rechts und noch mal links [Drehen des Oberkörpers mit kurzer Halteposition]* – stopp, da kommt ein Auto! – Jetzt noch mal: *links, rechts, links [s. o.],* und wir *gehen weiter [kreuz und quer durch den Raum].*

Wir sind da! *[Mit geradem Rücken auf den Stuhl setzen, etwas nach vorn rutschen.]* Mit unserem Einkaufswagen schieben wir durchs Gedränge *[Arme vor; am Platz laufen: abwechselnd rechte und linke Ferse anheben].* Wir schieben unseren leeren Wagen eine ganze Weile vor uns her, weil mal wieder alles umgeräumt wurde!

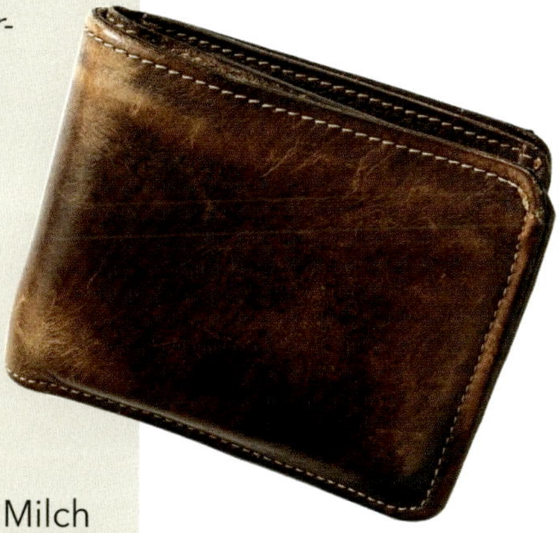

Vor dem Kühlregal werden wir langsamer und entdecken die Milch ganz unten *[Beine grätschen, Oberkörper Wirbel für Wirbel abrollen und aushängen lassen, dann wieder langsam aufrichten].* Die ist schon abgelaufen! Also *noch mal!*

Was steht eigentlich noch auf dem Einkaufszettel? Hefe? Wo gibt's die denn? Langsam durchforsten wir sämtliche Kühlregale *[der rechte Arm wandert mehrmals von links oben nach rechts unten, der linke umgekehrt; Zeigefinger dabei ausstrecken].*

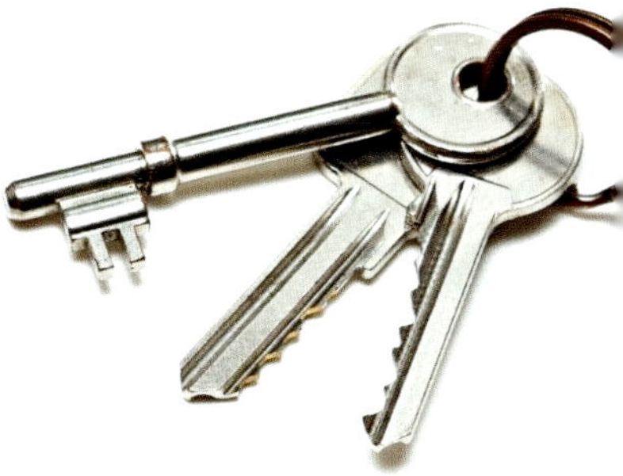

Wir fragen mal die Kunden neben uns: Wissen Sie zufällig, wo die Hefe ist? *[Lockeres*

Drehen des Kopfes, rechts und links kurz stoppen, Blickkontakt zum Nachbarn]. Ein Verkäufer kommt und sagt: „Hefe haben wir jetzt dort hinten, im 5. Regal rechts, ganz oben." Wir nehmen wieder unseren Wagen *[Arme vor], schieben* durch den halben Supermarkt *[am Platz laufen],* bis wir vor dem richtigen Regal stehen. Ganz oben rechts – wir *strecken uns [wenn möglich, aufstehen]* und stellen fest, dass wir zu klein sind. Also *gehen wir auf die Zehenspitzen* und erwischen gerade so den Hefewürfel.

Dann *lockern wir erst einmal unsere Arme und Schultern [ausschütteln],* bevor wir *weitergehen.* Jetzt brauchen wir noch Kaffee. Es ist so voll, dass wir unseren Wagen *im Slalom schieben* müssen *[ausgestreckte Arme parallel nach rechts und links und wieder zurück bewegen].* Achtung!
In Richtung Kaffee staut es sich! Wir müssen mehrmals bremsen *[Vor- und Zurück-Bewegung der Arme mit hohen Ellenbogen].*
Da ist ja das Kaffeeregal! Wir *strecken* uns und nehmen das Kaffeepäckchen mit der *linken Hand* aus dem Regal ganz oben. Dann legen wir es ganz langsam *[Seitbeuge des Rumpfes]* in den Wagen. Ach ja, die Kaffeefilter gehen auch bald aus. Wir *strecken* uns noch einmal, holen mit der *rechten Hand* Kaffeefilter aus dem Regal.

Nun *gehen* wir zu den Teigwaren. *[Wieder auf den Stuhl setzen, am Platz laufen, Arme in Schiebeposition ausstrecken.]* Die sind zum Glück auf Augenhöhe, aber ganz weit hinten *[Arme und Oberkörper nach vorn ausstrecken].* Da sind unsere Lieblingsnudeln. Geschafft!

Was sagt der Einkaufszettel? – Huch, jetzt ist er runtergefallen. Wir müssen ihn zwischen den Getränkekisten suchen: Ist er hier? Oder da? *[Abwechselnd jeweils einen, Fuß nach vorn setzen, mit geradem Rücken den Oberkörper vorbeugen, Zehenspitzen hochziehen].* Nichts zu machen – wir wissen nicht, wo er gelandet ist *[einige Male Schultern nach oben ziehen, halten und lösen].*

Also nehmen unseren Wagen und *schieben* ihn zur Kasse. Wir *legen* die Sachen *links* neben uns aufs Fließband. Dann zählen schon einmal unser Kleingeld *[Arme strecken und Finger bewegen].* Geschafft!

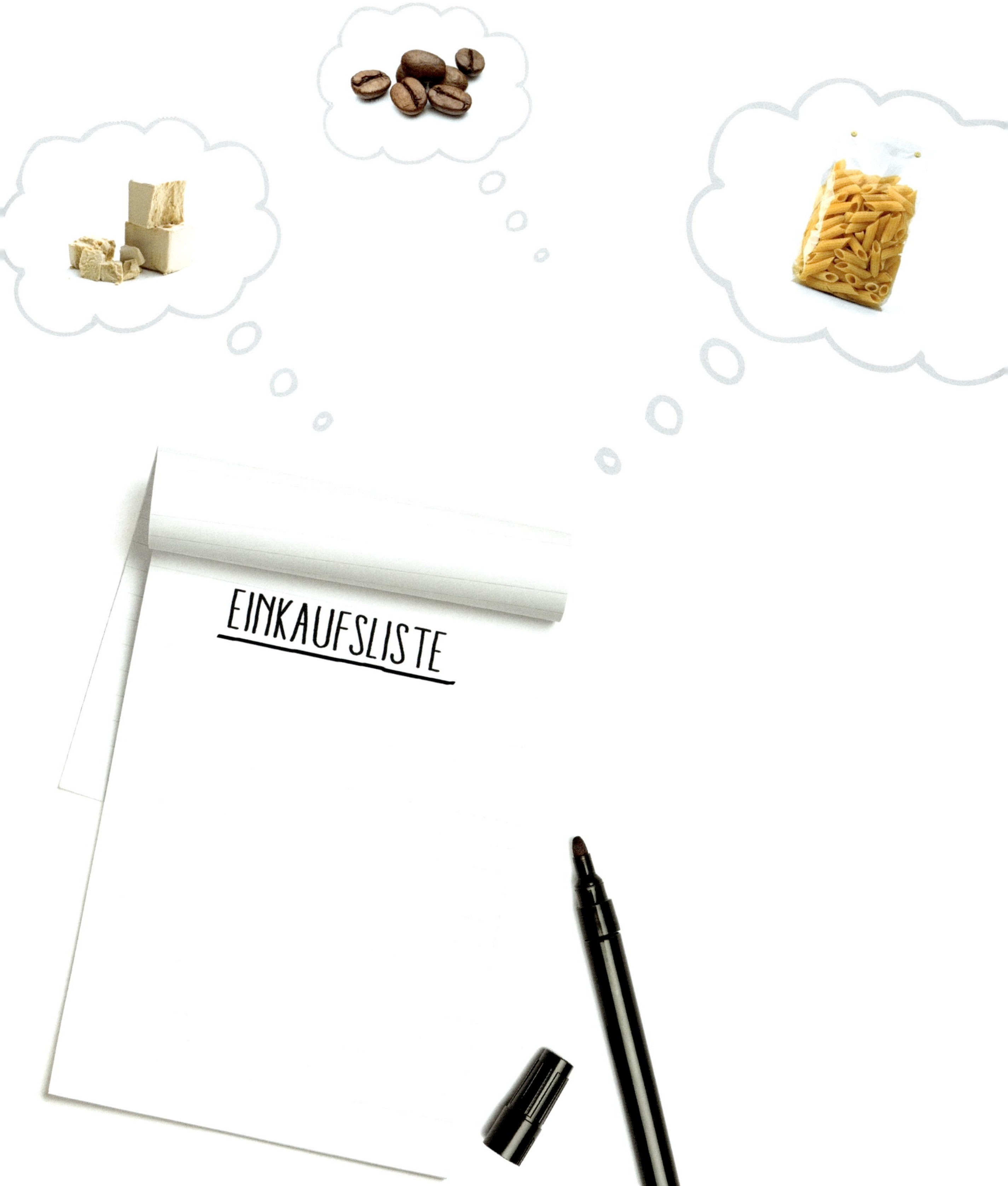
EINKAUFSLISTE

3 Bewegungsgedicht

Material
- ein Tuch für jeden Teilnehmer

ca. 5 Minuten

Organisationsform:
Kreisaufstellung

Ziel:
Konzentration üben, Reaktionsfähigkeit verbessern, Gedächtnis trainieren

Ablauf

Die Teilnehmer stellen sich im Kreis auf, jeder hält ein Tuch in der Hand. Die Übungsleitung trägt das folgende Gedicht von Eduard Mörike vor. Die Inhalte werden gemeinsam durch Bewegung nachempfunden und kreativ umgesetzt. Dieses Bewegungsspiel spricht ältere Menschen auf besondere Weise an, da es auf ein Gedicht aufbaut, das die meisten noch aus ihrer Schulzeit kennen – sie können sich „einen Reim darauf machen".

Tipp

Viele weitere Gedichte eignen sich ebenso für eine Bewegungsübung. Achten Sie bei der Auswahl darauf, dass diese älteren Menschen bekannt sind. Oder binden Sie Ihre Gruppe doch bei der Auswahl mit ein und fragen Sie nach Lieblingsgedichten und auch nach Vorschlägen für die Umsetzung in Bewegung.

Differenzierung

- **leichter:** Übung im Sitzen durchführen (Stuhlkreis); Bewegungen erfolgen nur auf bestimmte Signal- oder Reimwörter.
  Tragen Sie langsam vor und lassen Sie den Teilnehmenden die Möglichkeit, selbst das Reimwort zu finden.
- \+ **schwieriger:** Übung im Stehen und Gehen durchführen; beidseitiges Üben, schwierigere Bewegungsformen (Kombinationen aus Arm- und Beinbewegungen). Evtl. Bewegungen auf abstraktere Wörter und Be-

griffe, die eigentlich keinen darstellbaren Inhalt haben, dafür aber häufig vorkommen (beispielsweise Artikel, Pronomen oder Konjunktionen wie: „und"/ „oder"). Das erleichtert nicht nur die Auswahl weiterer Gedichte, sondern erhöht auch die Konzentrationsleistung der Teilnehmenden.

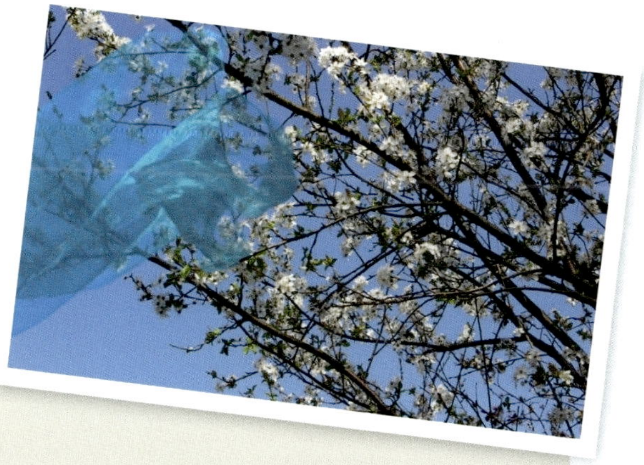

Er ist's

Frühling lässt sein blaues Band	*[Wellenbewegung der Arme mit Tuch]*
wieder flattern durch die Lüfte;	*[Arme über den Kopf führen – große Bewegungen]*
süße, wohlbekannte Düfte	*[Tuch zur Nase führen]*
streifen ahnungsvoll das Land.	*[aufrecht sitzen, Arm mit Tuch nach oben ausstrecken, dann nach hinten führen und großen Armkreis machen]*
Veilchen träumen schon,	*[ganz klein zusammenrollen, Rücken rund machen]*
wollen balde kommen.	*[wieder aufrecht sitzen, Tuch in andere Hand wechseln, Arm mit Tuch nach oben ausstrecken und großer Armkreis nach hinten]*
– Horch, von fern ein leiser Harfenton!	*[Hände an die Ohren, die Ellenbogen sollen ebenfalls auf Ohrhöhe sein]*
Frühling, ja, du bist's!	*[Arme nach vorn ausstrecken, Tuch schwingt auf Augenhöhe.]*
Dich hab ich vernommen!	*[Den Partnern rechts und links die Hände reichen, wenn möglich, gemeinsam aufstehen und/oder Hände nach oben führen]*

(Eduard Mörike)

Weitere Gedichte, die sich für eine Umsetzung in Bewegung eignen:

Das Loreleylied (Heinrich Heine)
Der Sommer (Hoffmann v. Fallersleben)
Mein liebes Gärtchen (Hoffmann von Fallersleben)
Die Bürgschaft (Friedrich von Schiller)
Herr von Ribbeck auf Ribbeck im Havelland (Theodor Fontane)
Der Zauberlehrling (Johann Wolfgang v. Goethe)

4 Buchstabenlauf

Material
- bei Bedarf ein Stuhl pro Teilnehmer

ca. 5 Minuten

Organisationsform:
partnerweise oder in kleinen Gruppen bis max. 3 Personen, Übung ist im Gehen, Laufen oder auch Sitzen ausführbar

Ziel:
sich kennen lernen, Herz-Kreislauf-Systems anregen, Muskulatur erwärmen

Ablauf

Ein Kennenlernen ohne Worte: Der erste Spieler stellt sich vor, dass sein Name in großen Buchstaben auf dem Boden geschrieben stünde. Er geht nun entlang dieser fiktiven Buchstaben durch den Raum. Sein Partner oder seine Gruppe folgt ihm und versucht, den Namen zu erraten.

Tipp

Beginnen Sie zum „Warm-Werden" erst einmal mit einzelnen Druckbuchstaben, z. B. den Initialen jedes Partners. Ist das Team aufeinander eingespielt, können ganze Wörter oder Sätze folgen!

Differenzierung

- **leichter:** Die Buchstaben können im Sitzen mit Hand, Fuß oder Knie in die Luft geschrieben werden oder mit dem Fuß auf den Boden „gemalt" werden. Der Partner bzw. das Team sitzt oder steht dabei neben dem Schreibenden.

+ **schwieriger:** Es werden beliebige Wörter oder kleine Sätze „gelaufen" und erraten. Das Tempo kann gesteigert werden.
  Die Teilnehmer können auch im Sitzen mit den Füßen schreiben – die Füße schweben dabei in der Luft (Bauchmuskeltraining!).

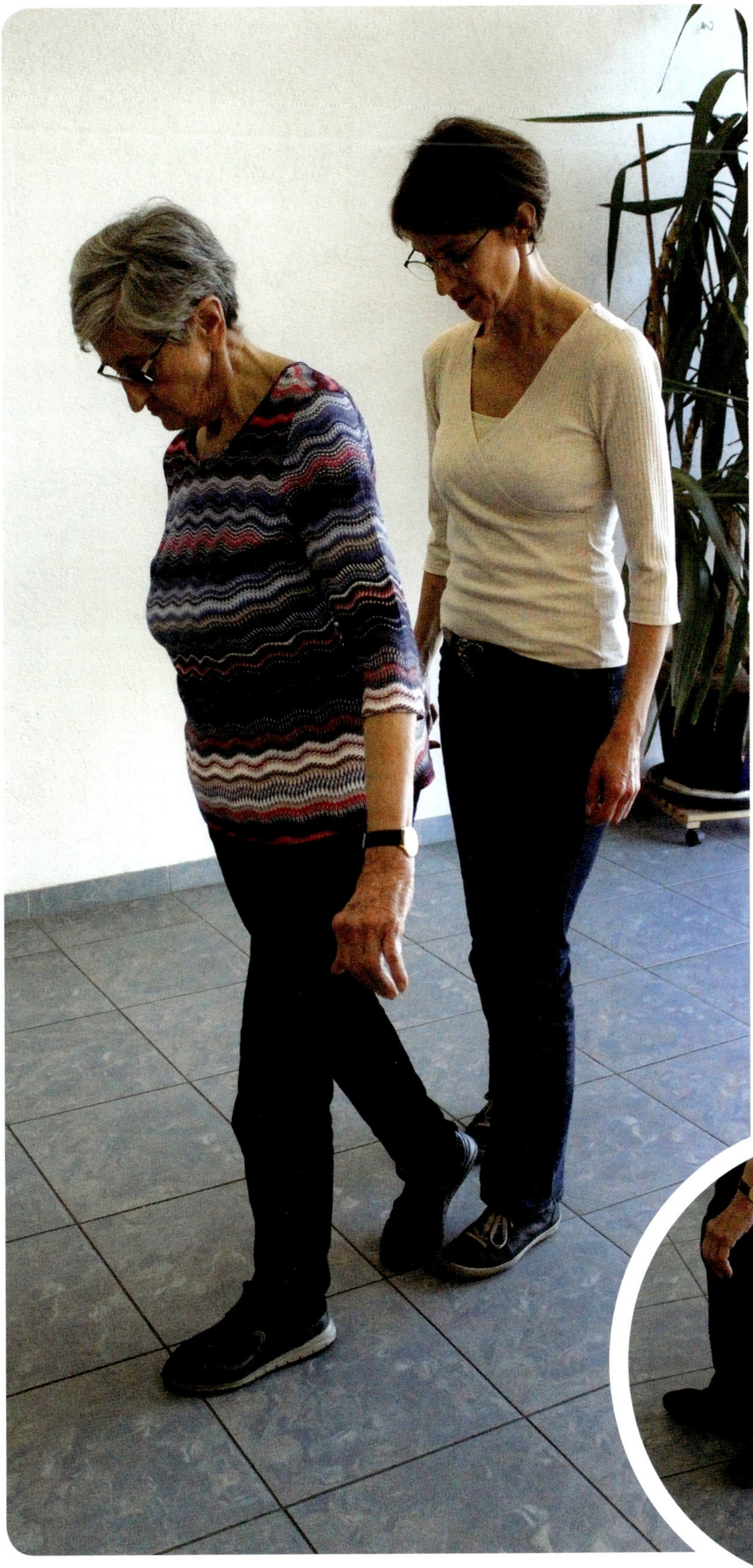

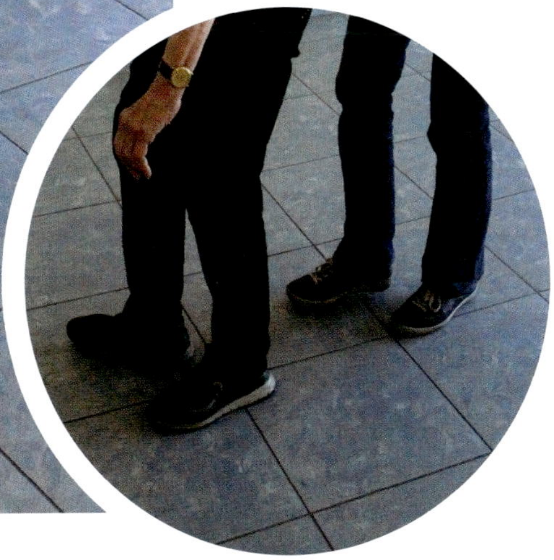

5 Wer bist du?

Material
- keins (evtl. Musik)

ca. 10 Minuten, beliebig

Organisationsform:
Die Teilnehmer gehen kreuz und quer durch den Raum, dann Gruppenbildung.

Ziel:
Herz-Kreislauf-System anregen, Muskulatur erwärmen, sich kennen lernen, Spaß

Ablauf

Die Teilnehmenden gehen kreuz und quer durch den Raum (mit oder ohne Musik). Dann gibt die Übungsleitung ein akustisches Signal (Klatschen, Pfiff oder Musikstopp) und nennt ein Merkmal zur Gruppenbildung. Nach diesem Merkmal sollen sich die Teilnehmenden zusammenfinden. Ist ein Merkmal nicht gleich offensichtlich, geschieht dies durch Absprache oder Zurufe.

Hier einige Vorschläge zur Gruppenbildung:
- Vornamen, die mit dem gleichen Buchstaben beginnen
- Alter (z. B. alle, die in den 70ern sind; alle, die in den 80ern sind ...)
- Farbe des Oberteils
- Augenfarbe
- Schuhgröße

Differenzierung

- **leichter:** Gehen am Platz oder auch Start im Sitzen (Stuhlkreis): Nach der Nennung einer bestimmten Eigenschaft wie z. B. „Augenfarbe braun" setzen sich alle nebeneinander, auf die dieses Merkmal zutrifft. (Andere Teilnehmer müssen entsprechend die Plätze wechseln.) Je origineller die gemeinsamen Eigenschaften, umso lustiger wird das Spiel!

+ **schwieriger:** schnelleres Lauftempo.

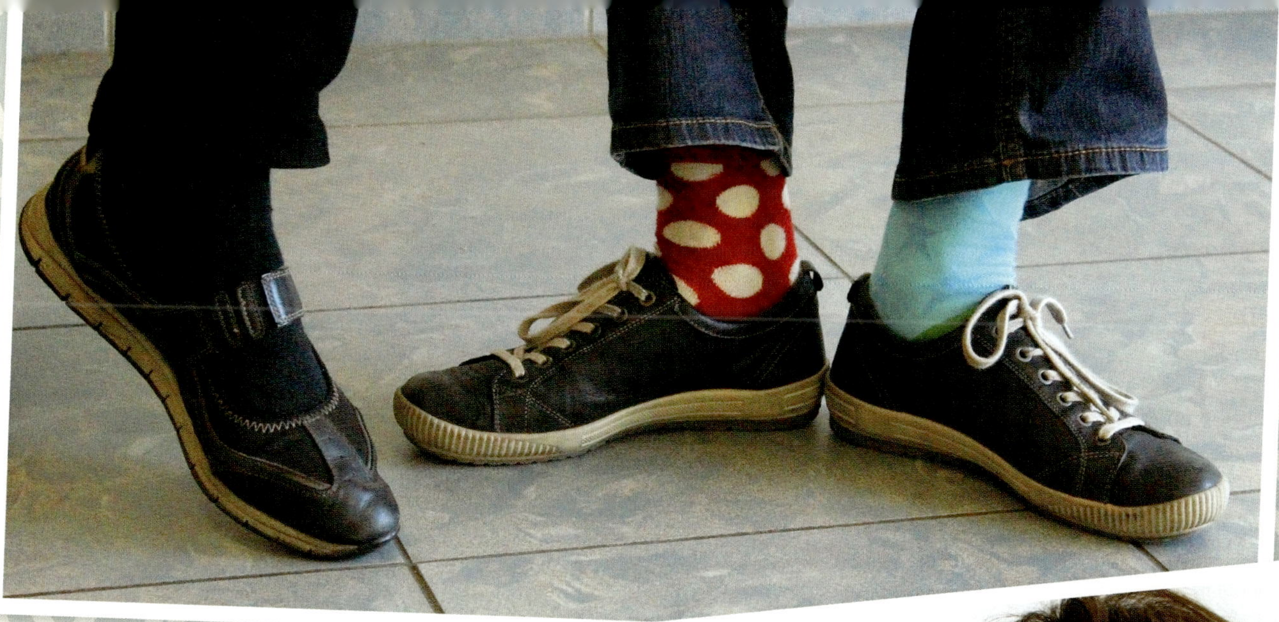

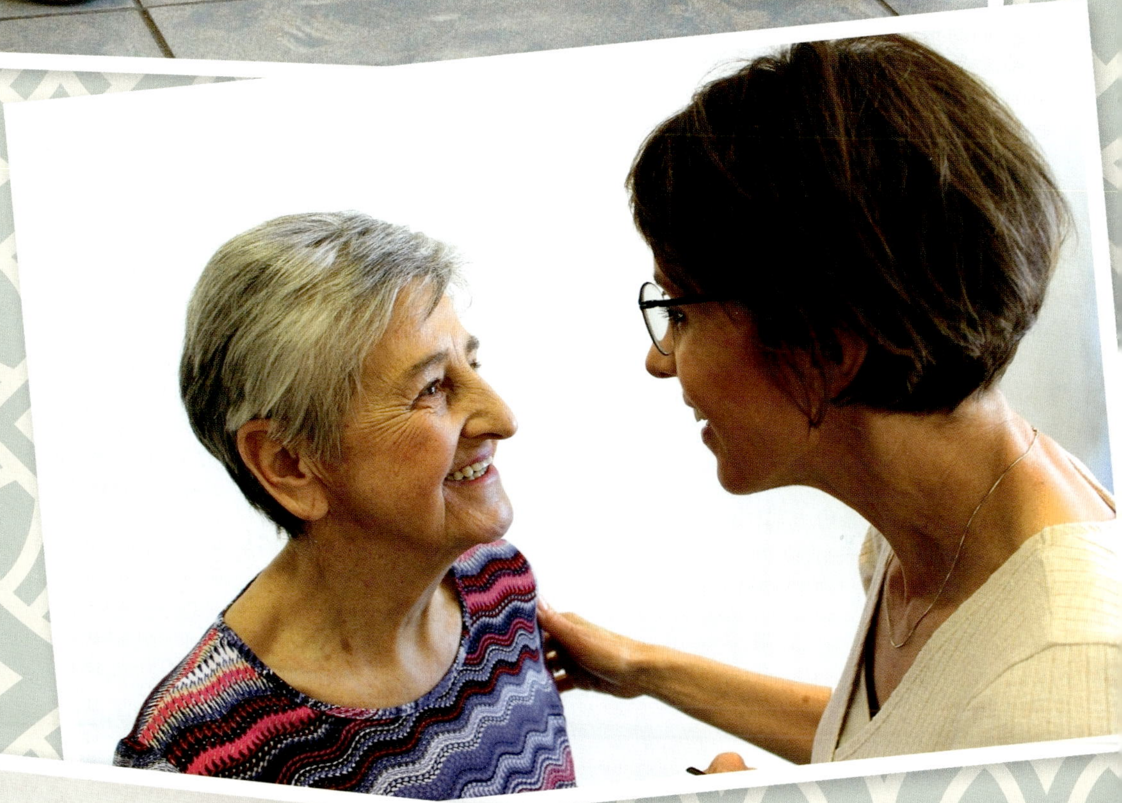

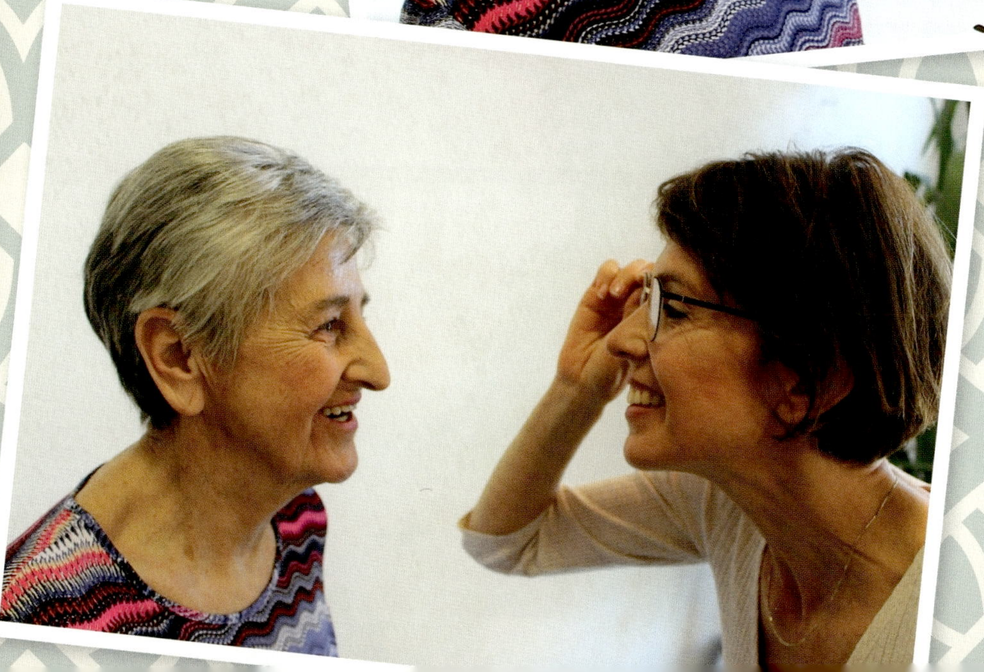

6 Slalomlauf

Material
- keins

ca. 5-10 Minuten

Organisationsform:
Die Teilnehmer gehen in einer Schlange hintereinander durch den Raum.

Ziel:
Muskulatur erwärmen, Herz-Kreislauf-System trainieren

Ablauf

Für diese Übung brauchen Sie mindestens fünf Teilnehmer. Alle stellen sich hintereinander in einer Schlange auf und setzen sich dann langsam in Bewegung. Wichtig ist, dass Sie als Übungsleitung zunächst den Kopf der Schlange bilden und das Tempo vorgeben, in dem die gesamte Gruppe gehen soll. Orientieren Sie sich dabei an den Möglichkeiten der Gruppenmitglieder!

Zwischen den Gehern soll nun ein Abstand von ca. 2 Metern entstehen Der Letzte in der Schlange überholt nun im Slalom die Gruppe. Am vorderen Ende angekommen, bildet er den neuen Kopf der Schlange. So setzt sich das Spiel fort: Jeweils der Letzte läuft im Slalom bis ans Kopfende der Schlange.

Der Lauf endet, wenn Sie als Übungsleiter an letzter Position angekommen sind und anschließend Ihren Slalomlauf nach vorne abgeschlossen haben. Mehrere Durchgänge sind, je nach Kondition, möglich.

Da diese Übungsform relativ hohe Ansprüche an die Ausdauer stellt, sollten Sie als „Schlangenkopf" ein angemessenes Gehtempo für die Gruppe vorgeben.
Wenn Sie bei schwächeren Gruppen nicht selbst mitgehen, sollten Sie sich merken, wer am vorderen Ende läuft. Das erleichtert das Beobachten Ihrer Gruppe, die Sie gut im Auge behalten müssen! Ein Durchhalten um jeden Preis ist nicht angebracht, deshalb müssen Sie als Übungsleitung bei Anzeichen von Überlastung schnell reagieren!

Tipp

Differenzierung

- **leichter:** Gehtempo verringern; Teilnehmer mit Rollstuhl oder Gehhilfe laufen mit einem Partner zusammen bzw. werden geschoben

+ **schwieriger:** Tempo steigern – je schneller das Grundtempo der Gruppe, desto anspruchsvoller wird das Überholen; zusätzlich Armbewegungen während des Laufens.

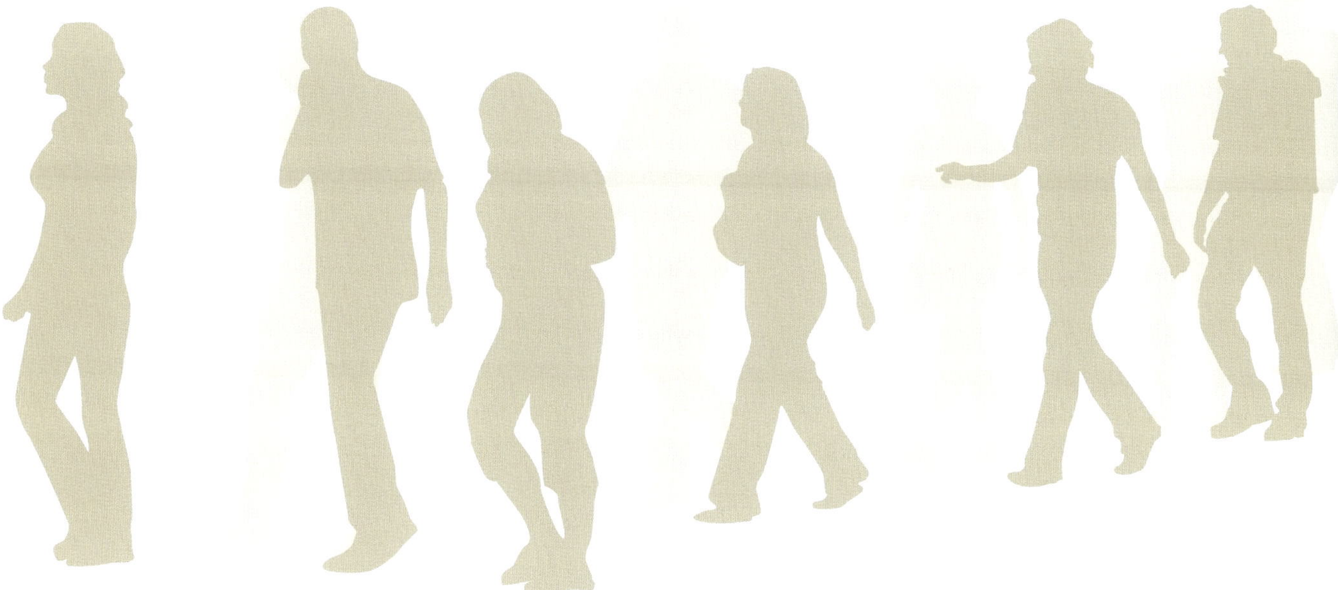

2. Rundum mobil

Kreisspiele im Sitzen oder Stehen

Eine Kreisform, sei es im Sitzen oder im Stehen, führt eine Gruppe näher zusammen, schafft eine vertraute Atmosphäre und trägt damit entscheidend zur Entwicklung eines Zusammengehörigkeitsgefühls bei.
Das gemeinsame Üben und Lachen soll den Einzelnen motivieren und bestärken – „geteilte Freude ist doppelte Freude".

Neben vielen spielerischen Formen können Sie in dieser Organisationsform besonders gut gymnastische Übungsformen zum Dehnen und Kräftigen mit einfließen lassen.
Auch ganz klassische gymnastische Übungen mit Gerät haben hier ihren Platz und können gegebenenfalls durch neue, alltagsfreundliche Materialien wie Pet-Flaschen, Luftballons und Strümpfe (statt Thera-Band) ergänzt werden.

Ein weiterer Vorteil von Übungen im Kreis sind die räumliche Nähe und die Vergleichsmöglichkeiten der Teilnehmenden untereinander. Durch den Sichtkontakt können auch blickeingeschränkte Teilnehmende oder Schwerhörige den Anweisungen gut folgen.

Im Zentrum aller Kreisübungsformen steht fast immer das Spiel. Mit zunehmendem Alter gewinnt es wieder an Bedeutung: Soziale Interaktion, Ablenkung von Langeweile, Krankheit und Problemen, Kommunikation, Erhalten der Beweglichkeit, Schulung der Sinne und Gedächtnistraining sind nur einige Stichpunkte, die die große Bedeutung des Spielens unterstreichen.
Die Kreisspiele „Kofferpacken" und „Stadt – Land – Fluss" knüpfen deshalb ganz bewusst an Kindheitserfahrungen an und können so auch Erzählanlässe innerhalb der Gruppe schaffen.

Die aufgeführten Bewegungsanreize sind in diesem Kapitel bewusst niederschwellig gehalten und können deshalb auch von Menschen mit eingeschränkter Motorik gut ausgeführt werden.
Mithilfe der jeweils am Ende aufgeführten Differenzierungsmöglichkeiten lassen sich aber auch „sportlichere Typen" mit einbinden und motivieren.

1 Würfelkönig

Material

- großer Schaumstoffwürfel
- flipchart
- Stift zum Anschreiben der Ergebnisse

beliebig, ca. 15 Minuten

Organisationsform:
im Kreis stehend oder im Stuhlkreis sitzend

Ziel:
Denkfähigkeit fördern, Koordination und Geschicklichkeit verbessern, Spaß am Wettbewerb

Ablauf

Alle stellen sich in einem großen Kreis auf (oder setzen sich in einen Stuhlkreis). Das Flipchart wird in den Kreis integriert.
Der Schaumstoffwürfel liegt in der Mitte. Reihum darf jeder Teilnehmer in die Kreismitte gehen. Er würfelt zweimal und notiert seine Zahlen auf dem Flipchart: Dabei wird die größere Zahl zum Zehner, die kleinere zum Einer: Würfelt jemand z. B. 3 und 6, so heißt die Zahl 63.

Differenzierung

- **leichter:** Es darf im Sitzen gewürfelt werden. Die Übungsleitung notiert das Ergebnis für jeden Spieler.

+ **schwieriger:** Es wird im Stehen gewürfelt. Dabei kann die Höhe und Weite der Würfe variiert werden, etwa durch Anweisungen wie: Würfeln mit der rechten oder linken Hand, zwischen den Beinen hindurch, rückwärts über den Kopf usw. Die gewürfelten Zahlen können auch addiert, subtrahiert oder multipliziert werden.

Tipp

Veranstalten Sie doch einen kleinen Wettkampf. Verbunden mit einem kleinen Preis, kann diese Übungsform gerade auch für Männer sehr motivierend sein!

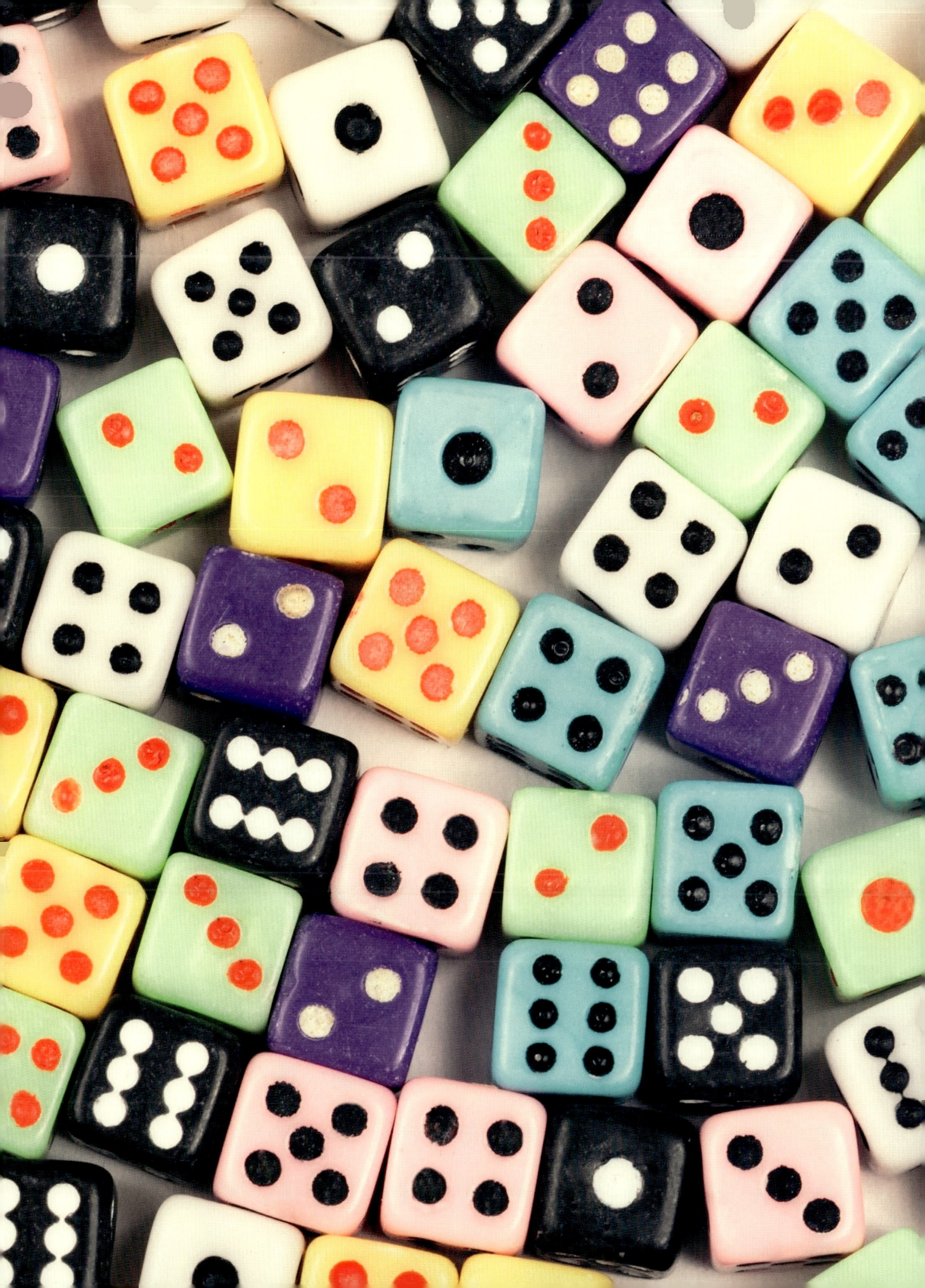

2 Gymnastik-Würfel

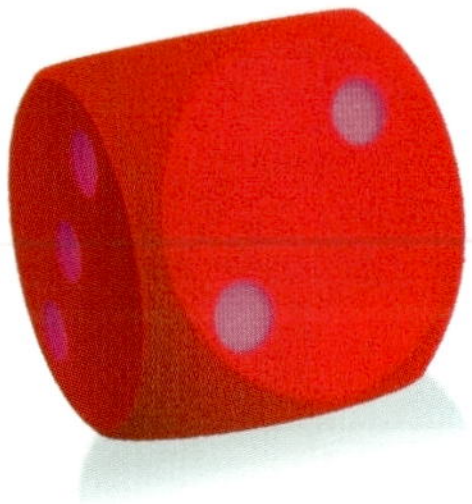

Material
- großer Schaumstoffwürfel
- ggf. gymnastische Geräte wie Bälle, Seile, Thera-Bänder (oder Strumpfhosen)

beliebig, ca. 5–10 Minuten

Organisationsform:
im Kreis (sitzend oder stehend)

Ziel:
Beweglichkeit erhalten Koordination schulen

Ablauf

Die Übungsleitung sucht sechs gymnastische Übungen aus und schreibt oder malt jede auf einen Zettel (Beispiele siehe unten). Diese Zettel werden auf die sechs Seiten des Würfels geheftet.
Alle Übungen sollten alternativ im Stehen oder im Sitzen ausgeführt werden können. Reihum wird nun gewürfelt. Wer an der Reihe ist, führt die Übung aus, die er gewürfelt hat.

Tipp

Ausführung im Sitzen: Für eine größere Bewegungsfreiheit und eine Stabilisierung der Wirbelsäule ist es wichtig, mit geradem Oberkörper auf dem vorderen Drittel des Stuhls zu sitzen.
Achten Sie darauf, dass Dehnübungen ca. 20 Sekunden gehalten werden und dass Übungen zur Kräftigung, wenn möglich, mindestens zehnmal wiederholt werden!

Differenzierung

Die Ideen der Gruppe können mit einbezogen werden. Die Übungsleitung sammelt Vorschläge und schreibt sie auf ein großes Blatt Papier. Die Vorschläge werden von 1 bis 6 durchnummeriert. Würfelt dann beispielsweise jemand die Augenzahl 1, so führt er anschließend die Übung mit der Nummer 1 durch.

- **leichter:** Eine Würfelseite bleibt leer (-> „aussetzen"). Oder eine Würfelseite wird mit einem Joker versehen: Wer den Joker würfelt, bekommt eine kleine Massage oder darf eine selbst gewählte Übung durchführen.

+ **schwieriger:** Einzelne Übungen können jederzeit durch schwierigere ausgetauscht werden.

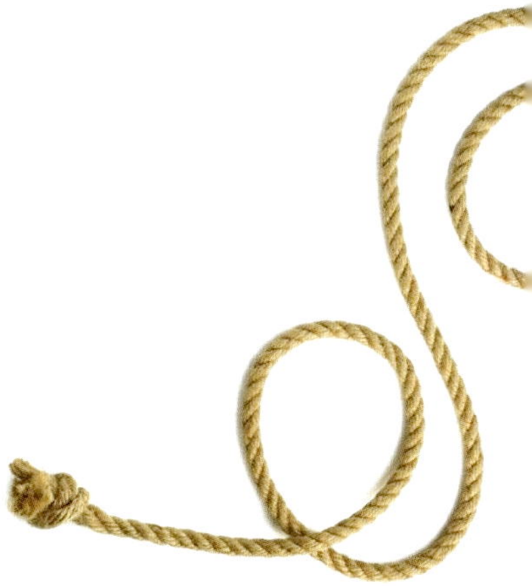

Klassische Beispiele aus dem Bereich der Gymnastik, die im Sitzen oder Stehen ausgeführt werden können:

• *Dehnen und Kräftigen der Arme und des Schultergürtels*
Armkreisen: Arme seitlich ausstrecken und im Kreis bewegen. Varianten: Zuerst kleine Kreise, dann immer größere; rechts und links abwechselnd; Tempo und Bewegungsrichtung variieren; beide Arme gegengleich kreisen lassen, d. h. ein Arm kreist nach vorne, der andere nach hinten

-> hohes Maß an Koordination und Kräftigung.

• *Dehnen der Beinmuskulatur (Oberschenkelrückseite)*
Gestrecktes Bein vorstrecken, mit der Ferse aufstellen und mit dem Oberkörper darüberbeugen, Fußspitze heranziehen.

Variante im Sitzen: Seil, Thera-Band oder Strumpfhose als Zughilfe um die Fußsohle legen, Bein gestreckt nach oben ziehen.

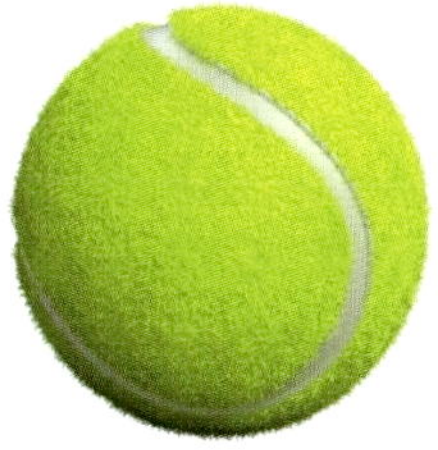

• *Dehnen des Rumpfes*
Einarmige Seitbeuge: Rechter Arm zeigt ausgestreckt nach oben und zieht dann über Kopf zur linken Seite, der Oberkörper unterstützt diese Seitbewegung; ebenso mit dem linken Arm entgegengesetzt.

Vereinfachung: Andere Hand in der Hüfte abstützen und damit das Körpergewicht abfangen.

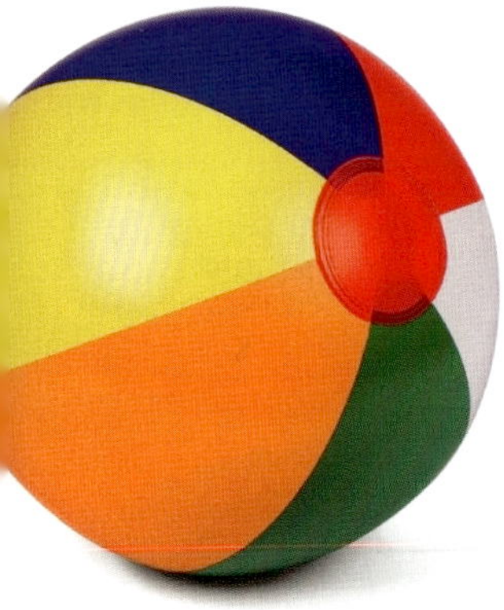

Steigerung: In der Grätsche aufstellen.

Zweiarmige Seitbeuge: Zughilfen einsetzen (ein Seil 3- oder 4-fach legen, an den Enden fassen und nach oben über den Kopf führen); dann Seitbeugen wie oben durchführen.

Achten Sie darauf, dass Ausweichbewegungen vermieden werden: Arme, Wirbelsäule und Gesäß sollen in einer Linie sein!

- *Dehnübungen der Halsmuskulatur*

Langsame Drehbewegung des Kopfes nach links und nach rechts; nach hinten über die Schulter schauen und in dieser Position halten; Schulter nicht mitbewegen.

- *Mobilisierung der Wirbelsäule*

„Wackelpo" – im Sitzen das Gewicht jeweils auf die eine und dann die andere Seite des Gesäßes verlagern

- *Dehnen der hinteren Hüftmuskulatur*

Im Sitzen: Knie mit den Händen umfassen und an den Oberkörper heranziehen.

Steigerung: Im Sitzen rechten Fuß auf dem linken Oberschenkel ablegen: halber Schneidersitz. Ebenso linken Fuß auf rechtem Oberschenkel ablegen.

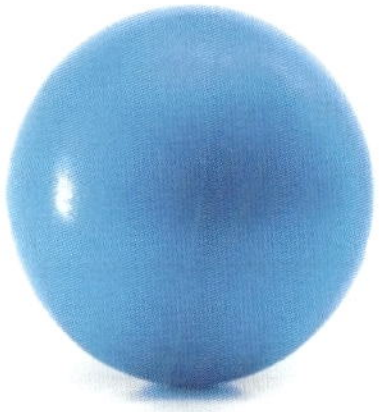

Im Stehen: Abwechselnd rechtes und linkes Knie umfassen und in Richtung Oberkörper führen. (Balance-Übung!)

- *Kräftigung der Oberschenkelmuskulatur*

Schrittkniebeuge: Aufstehen aus der Sitzposition, in Schrittstellung gehen; vorderer Fuß liegt auf dem Boden auf, hinterer Fuß berührt nur mit dem Ballen den Boden, Ferse wird angehoben; mit geradem Oberkörper leicht in die Knie gehen, ohne dass dieses den Boden berührt; und wieder zurück, mehrere Wiederholungen.

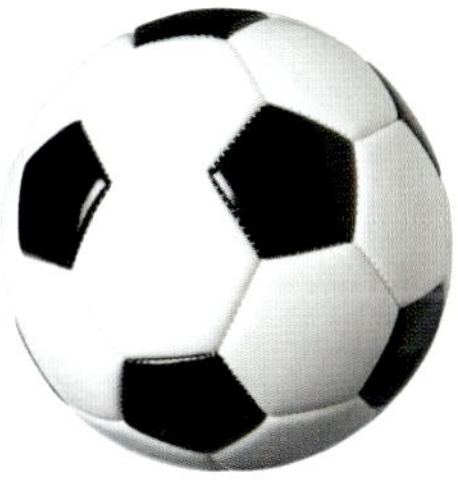

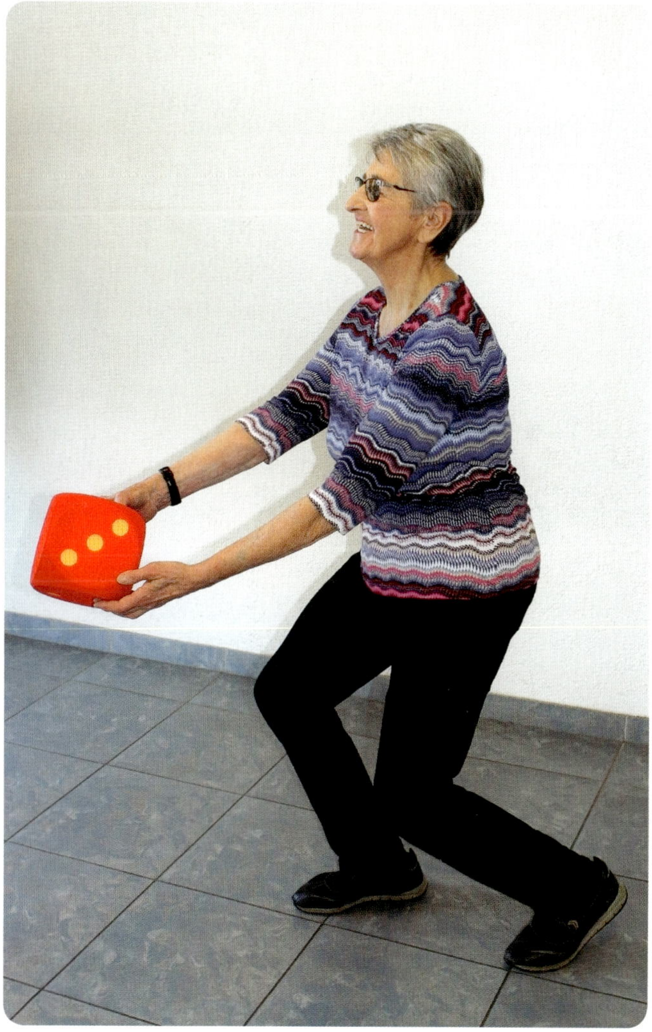

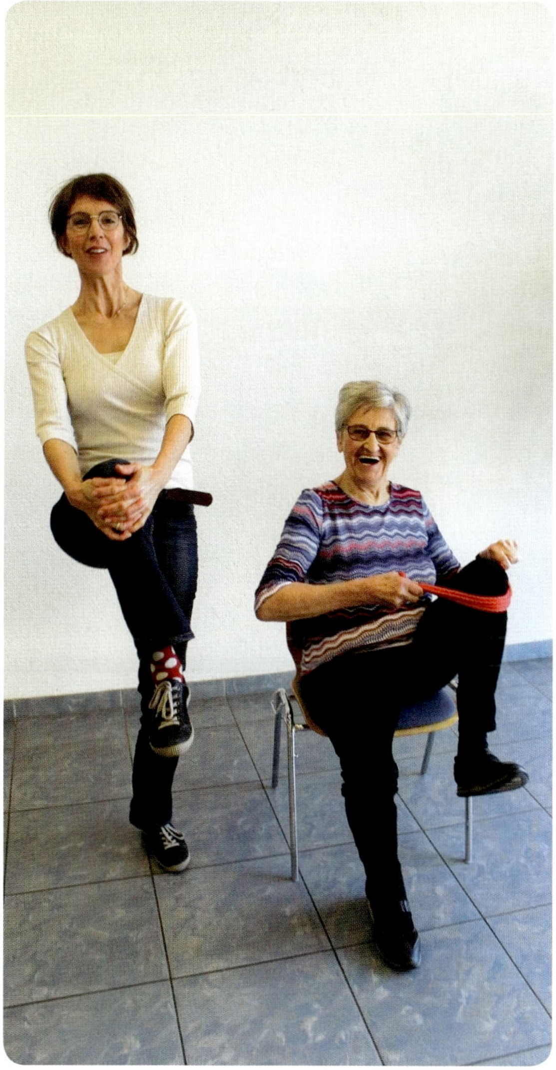

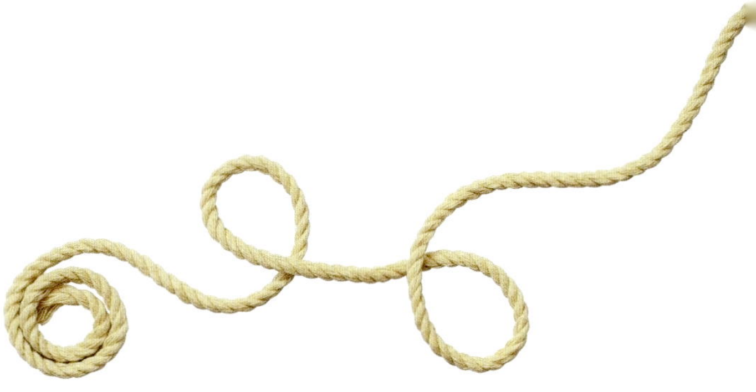

3 Kofferpacken

Material
- keins

10–15 Minuten, je nach Größe der Gruppe

Organisationsform:
sitzend oder stehend im Kreis

Ziel:
komplexe Bewegungsabläufe trainieren, Konzentration schulen, Merkfähigkeit fördern

Ablauf

„Ich packe meinen Koffer" – wer kennt es nicht, dieses Spiel aus der Kindheit, bei dem man sich eine Aufzählung von Wörtern in einer bestimmten Reihenfolge merken muss.
Statt einer Wörterkette soll hier nun eine Bewegungskette gebildet werden. Die Übungsleitung öffnet mit großer Geste den imaginären Koffer. Der erste Teilnehmer packt mit einer bestimmten Bewegung einen Fantasiegegenstand hinein.

Der Mitspieler neben ihm wiederholt diese Geste und fügt eine neue hinzu. Der Dritte hat dann schon zwei Bewegungen zu wiederholen, bevor er seine eigene hinten anschließt, usw.
Dabei sind unzählige Variationen denkbar. Vielleicht können Sie als Übungsleitung die Teilnehmer bei der Bewegungsfindung ein wenig unterstützen, indem Sie Bereiche oder Themen vorgeben.

Hierzu ein paar Beispiele:
- im Schwimmbad
- im Winter
- im Garten
- im Urlaub

Differenzierung

- **leichter:** Aus der Gruppe darf zunächst verbale Hilfestellung kommen: Wer möchte, darf laut sagen, was die Bewegung bedeuten soll.

+ **schwieriger:** Ergänzen Sie die Bewegungen mit Geräuschen (klatschen, stampfen, schnalzen, klopfen, tuten u.v.m.), und schon haben Sie einen sehr unterhaltsamen Koffer gepackt!

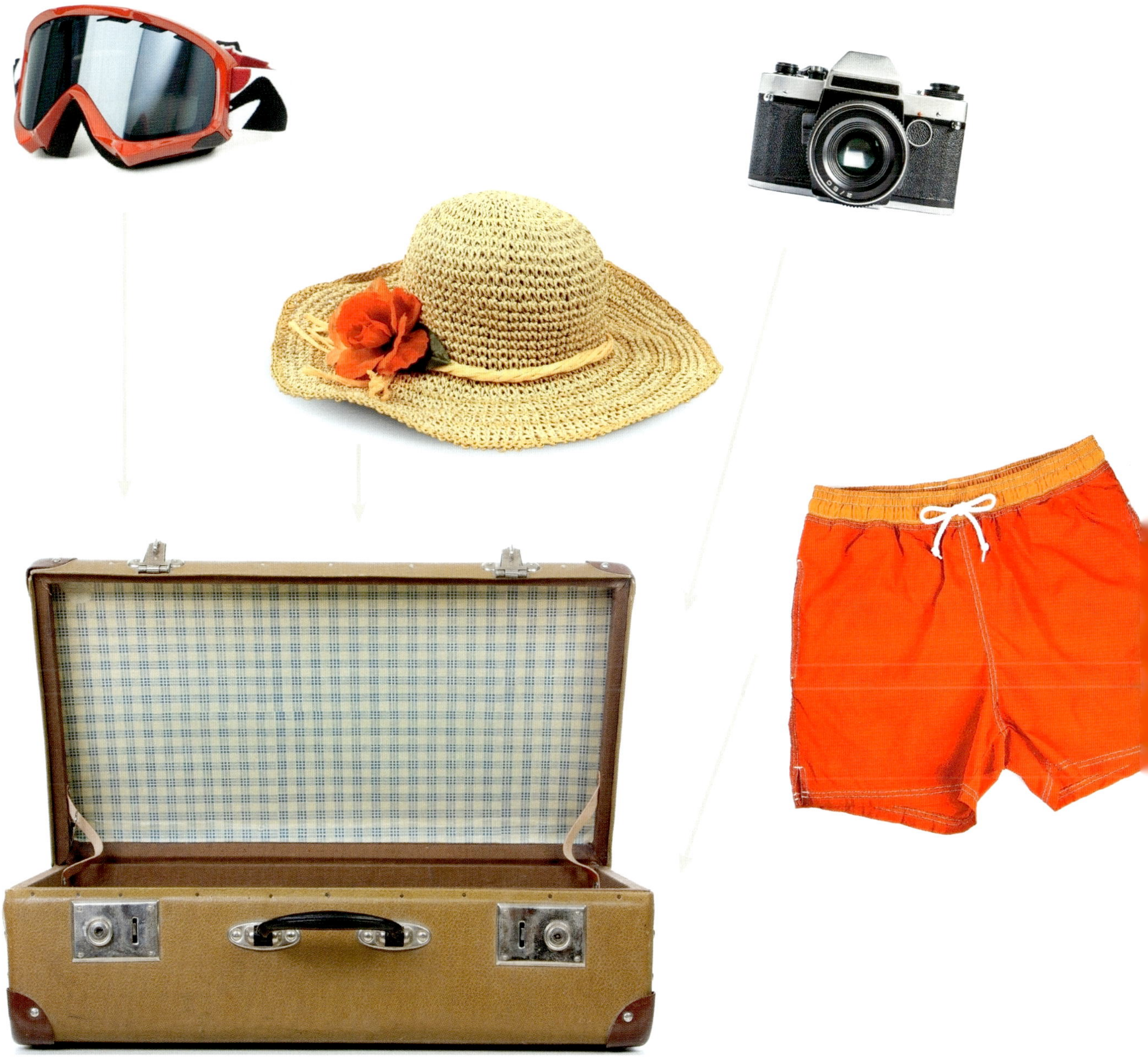

4 Stadt - Land - Fluss

Material
- Schaumstoffball

beliebig, ca. 10–15 Minuten

Organisationsform:
Stuhlkreis

Ziel:
existierende Fertigkeiten reaktivieren (Werfen und Fangen), Koordination schulen, Gedächtnis trainieren

Ablauf

Die Mitspieler sitzen oder stehen im Kreis und werfen sich kreuz und quer einen Ball zu. Dabei sagen sie laut das Abc auf: Jedes Mal, wenn der Ball gefangen wird, nennt der Fänger den nächsten Buchstaben des Alphabets. Fällt der Ball zu Boden, bricht die Buchstabenkette an dieser Stelle ab – z. B. bei „O".

Beim folgenden Stadt-Land-Fluss-Spiel müssen nun Wörter mit „O" gefunden werden. Der letzte Werfer hebt den Ball auf, nennt laut einen Oberbegriff (Stadt, Land, Fluss, Pflanze, Tier, Beruf, Name) und wirft den Ball einem Mitspieler zu. Sagt er „Name!", so muss der Mitspieler, der den Ball fängt, einen Namen mit „O" nennen, z. B. „Otto".

Danach wählt der Fänger einen weiteren Oberbegriff (z. B. „Stadt") und wirft den Ball einem anderen Mitspieler zu, der einen passenden Städtenamen nennt, usw.

Um niemanden bloßzustellen, ist es erlaubt, den Ball auch ohne Antwort weiterzupassen und die Frage damit weiterzuschicken.

Tipp

Beginnen Sie zur Einführung dieses Spieles mit dem Zuwerfen des Balles zum Nachbarn, sodass der Ball im Stuhlkreis immer in dieselbe Richtung weiterwandert.
Ist der Spielgedanke dann bekannt, können die Teilnehmenden sich den Ball auch kreuz und quer zuwerfen.

Differenzierung

- **leichter:** Benutzen Sie einen weichen Ball, der leicht gefangen werden kann. Der Ball sollte nicht zu klein sein und eine gut sichtbare Farbe haben.
  Statt den Ball zu werfen, kann man ihn auch weiterreichen (an den nächsten oder übernächsten Partner, oder 3 weiter …)
  Bauen Sie bei diesem Kreisspiel Richtungswechsel mit ein.

+ **schwieriger:** Spielen Sie im Stehen oder Laufen. Das Passen und Fangen des Balles während des Laufens trainiert die Flexibilität, da es nötig ist, sich an wechselnde Bedingungen anzupassen. Der Quizteil kann als Laufpause genutzt werden, bevor sich in der nächsten Runde beim Alphabet wieder alle (oder nur Einzelne) in Bewegung setzen.

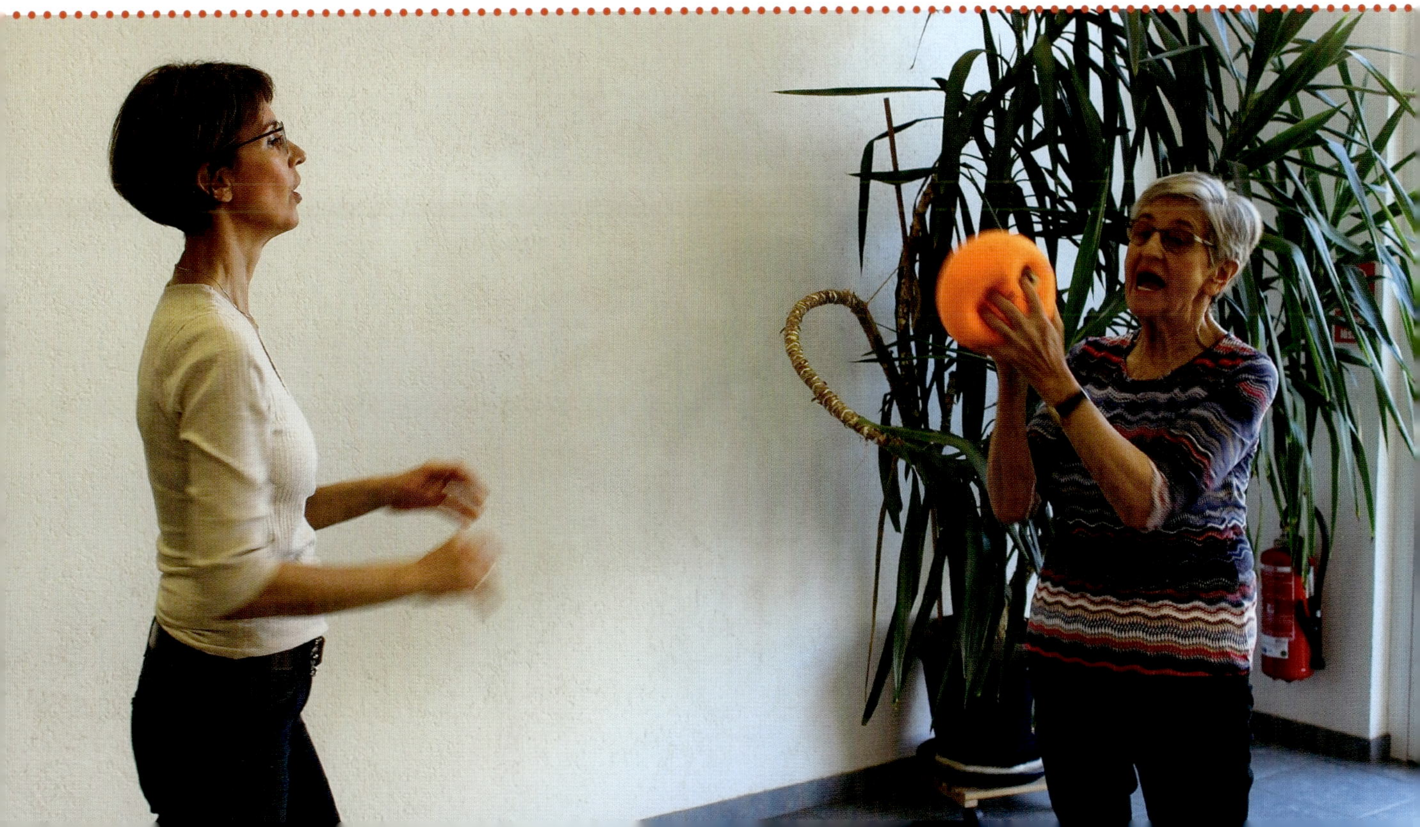

5 Ballrennen

Material
- 2 Bälle

5 Minuten

Organisationsform:
Stuhlkreis oder Kreisaufstellung im Stehen

Ziel:
Geschicklichkeit schulen, Wahrnehmungsfähigkeit fördern, Reaktion verbessern

Ablauf

Im Stuhlkreis erhalten zwei einander gegenübersitzende Teilnehmer jeweils einen Ball. Auf ein Startzeichen hin geben die beiden ihren Ball langsam an ihren linken Nachbarn weiter. Dieser nimmt den Ball an und gibt ihn ebenfalls an seinen linken Nachbarn, usw.

Nach einigen Runden kann das Tempo allmählich gesteigert werden. Welcher Ball wandert schneller und schafft es, den anderen einzuholen?

Differenzierung

- **leichter:** Langsames Tempo beibehalten; die Bälle werden dem Nachbarn in die Hand gelegt.
  Wenn Zusatzaufgaben gestellt werden (s. unten), wird nur mit einem Ball gespielt.

+ **schwieriger:** Mehrere oder unterschiedlich große Bälle auswählen (z. B. Wasserball, Tennisball). Die Bälle zuwerfen statt weiterreichen.
  Wurfart festlegen (Ball darf nur mit einer Hand geworfen/gefangen werden, es muss mit der linken/rechten Hand gespielt werden, Ball wird geprellt, …).

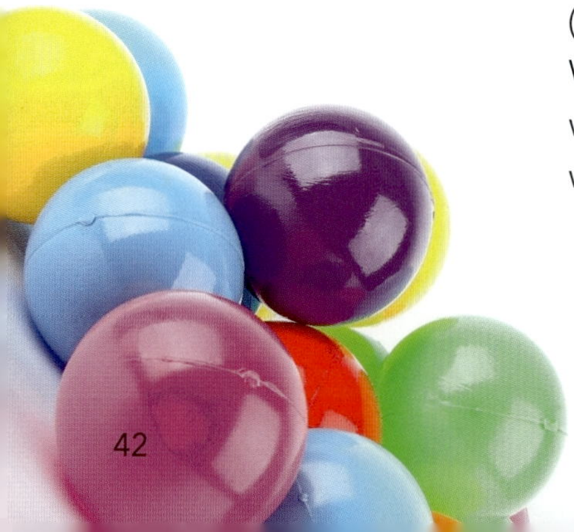

Zusatzaufgaben

Je nach Fähigkeiten der Gruppe können Sie mit zusätzlichen Aufgabenstellungen das schnelle Orientieren und Anpassen an neue Situationen gezielt fördern:

- Klatschen als Signal für Richtungswechsel
- jeweils eine Person oder zwei überspringen (Ansage durch Handzeichen)
- zeitgleich im Stuhlkreis einen weichen Ball wie einen Fußball kicken
- während des Spiels im Kreis gehen/laufen (gegen die Ballrichtung)

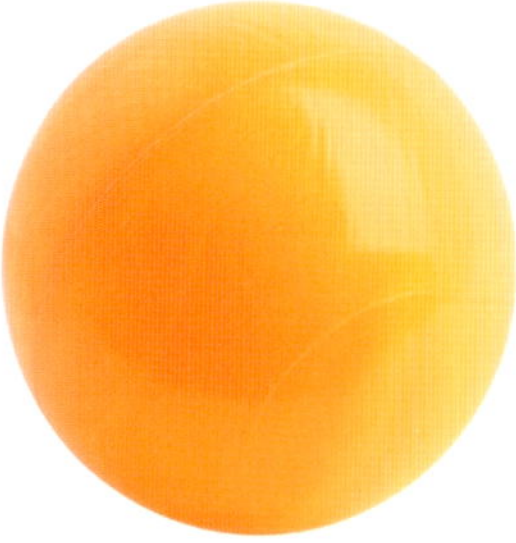

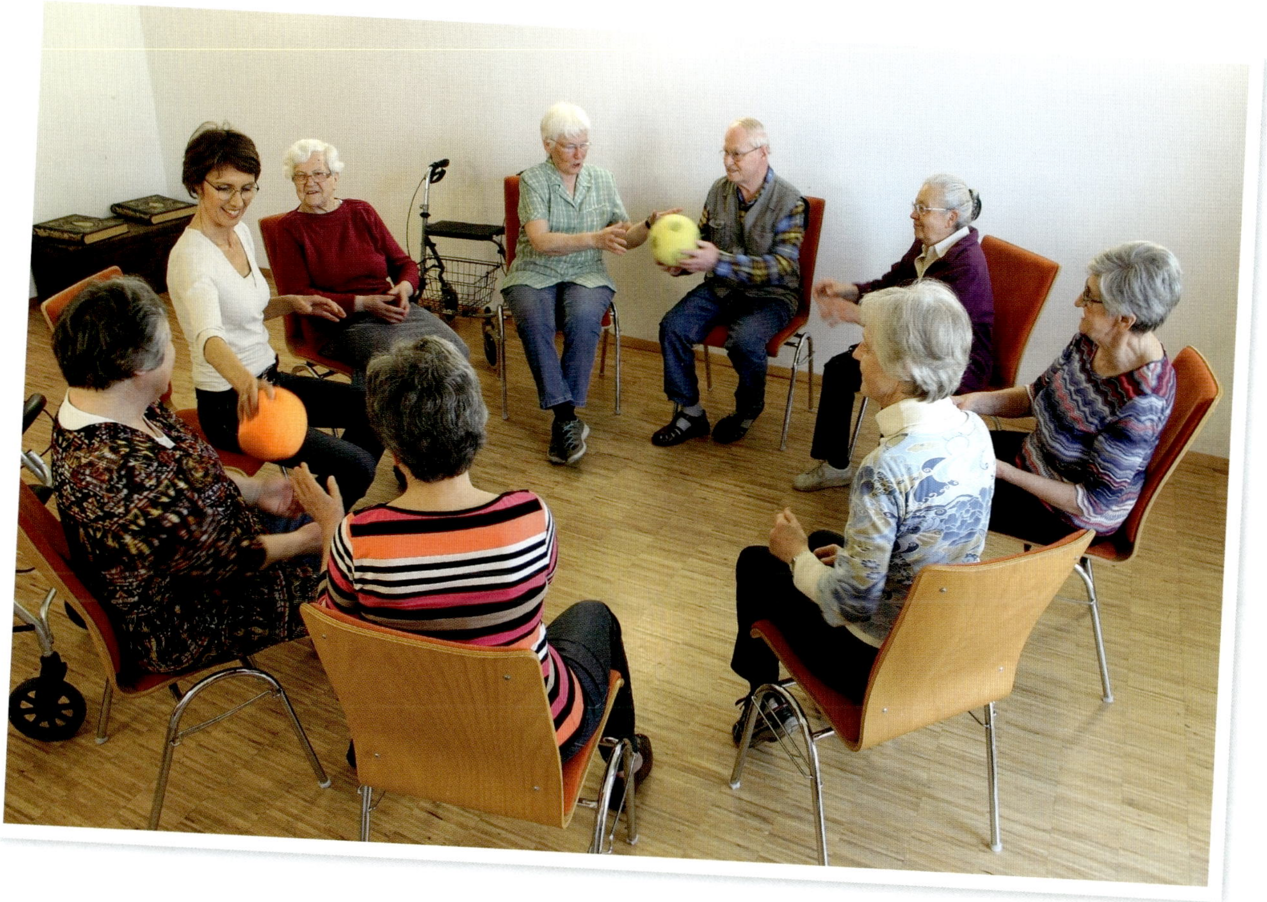

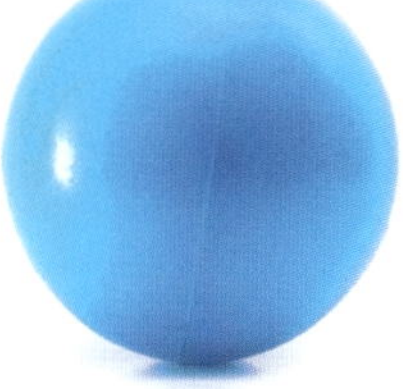

6 Sitzfußball

Material

- Schaumstoffball

ca. 10 Minuten

Organisationsform:
Stuhlkreis

Ziel:
komplexe Bewegungsabläufe trainieren, Reaktionsfähigkeit üben, Spaß

Ablauf

Alle Teilnehmenden sitzen auf ihren Stühlen im Stuhlkreis. Die Übungsleitung macht den „Einwurf". Nun versuchen alle, den Ball mit den Füßen unter einem Stuhl hindurch (Tor) nach außen zu schießen. Jeder wehrt gleichzeitig den bei ihm ankommenden Ball vor seinem Stuhl ab. Als Mitspieler ist man also Torschütze und Torwart zugleich.

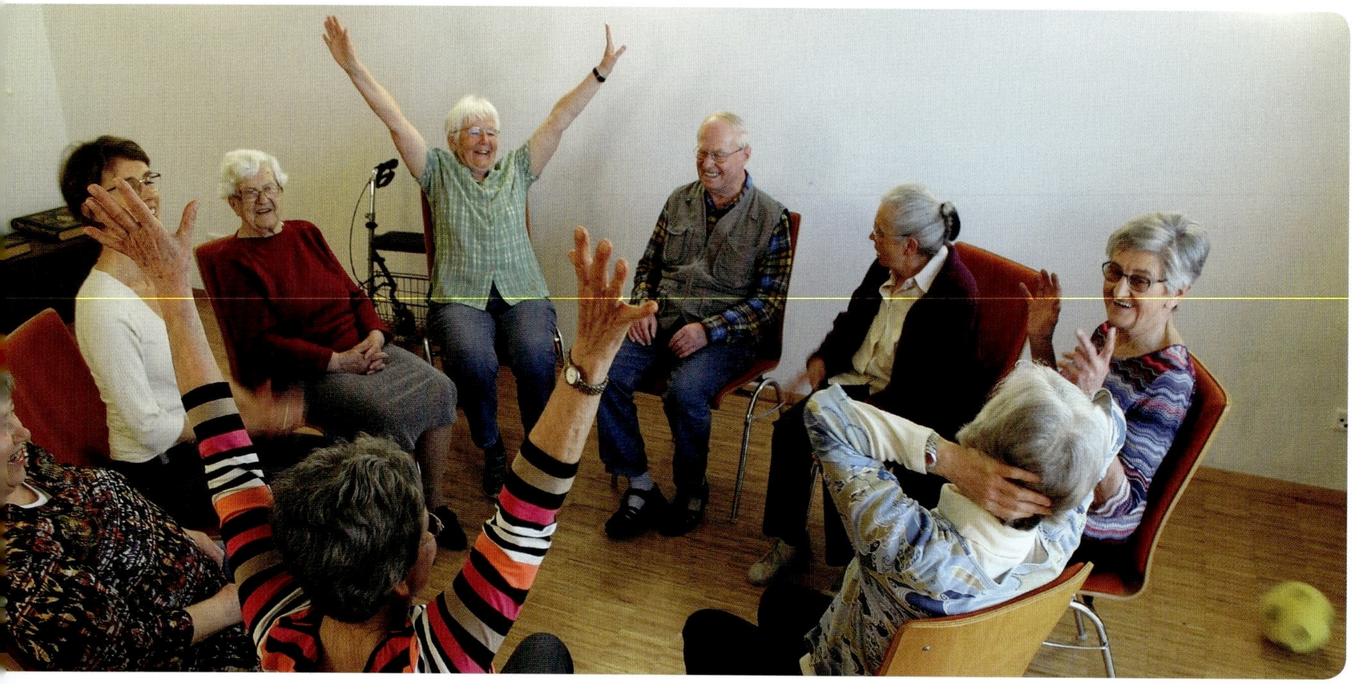

Bevor mit dem Spiel gestartet werden kann, gilt es, ein paar Vorkehrungen zu treffen: Zum einen sollte ein sehr „dichter" Stuhlkreis gestellt werden: Zwischen den Stühlen sollte nur so viel Abstand sein, dass der Ball nicht hindurchrollen kann. Zum anderen sollten Sie einen weichen Ball wählen, damit im Eifer des Gefechts nicht jemand hart getroffen und verletzt wird!

Tipp

Differenzierung

- **leichter**: Es wird nur mit einem Ball gespielt. Geringeres Tempo durch den Einsatz eines kleinen Wasserballs.

+ **schwieriger**: Bei großen Gruppen mehrere Bälle einsetzen. Parallelaufgabe stellen: z. B. einen Ball mit den Händen durchreichen.

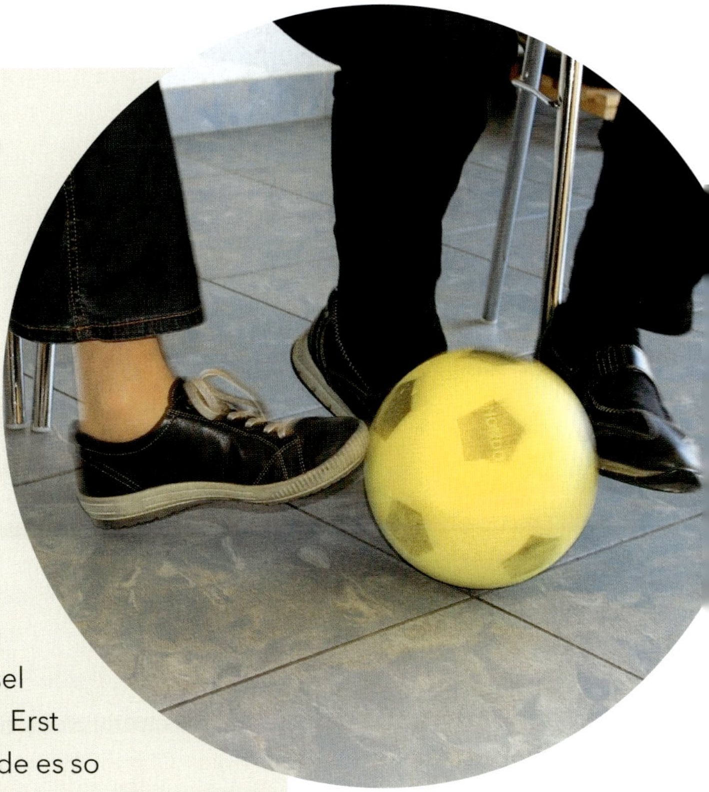

Eine Kollegin erzählt:

„Drei Generationen versammelten sich gestern vorm Fernseher vor der Sportschau: mein Mann, sein Vater und unser siebenjähriger Sohn Florian. Es war Florian, der bemerkte, dass sein Opa die Füße leicht mitbewegte! Florian kann sowieso nicht stillsitzen, er holte schnell seinen Fußball. Gott sei Dank konnte mein Mann den noch schnell mit einem Schaumstoffball vertauschen, denn es dauerte nicht lange, bis die drei Männer anfingen, mehr Ball zu spielen als Fernsehen zu schauen. Der Opa in seinem mächtigen Sessel bildete das eine Tor, mein Mann das andere. Erst spielten sie nur in den Werbepausen, dann wurde es so wild, dass sie fast den Bericht übers Bayern-Spiel verpasst hätten! Natürlich fiel dann doch noch eine Vase um, aber die Begeisterung der drei war so schön mit anzusehen, dass ich gerne das Blumenwasser aufwischte!"

7 Säckchen-Boccia

Die Boccia-Säckchen können leicht selbst genäht werden (Anleitung siehe Anhang). Als Füllung eignen sich Sand, Reis, Mehl und alles Körnige wie Rapssamen, Kirschkerne o. Ä.

Material
- 1–2 kleine Boccia-Säckchen pro Person

Organisationsform:
sitzend oder stehend im Kreis

Tipp
Der Hygiene wegen sollten Sie evtl. auf abwaschbares Material achten!

ca. 5–15 Minuten,
je nach Spielfreude

Ziel:
Auge-Hand-Koordination schulen, Zielgenauigkeit schulen, Spiel und Spaß in geselliger Runde

Ablauf

Die Teilnehmer bilden einen großen Kreis. Nutzen Sie die räumlichen Möglichkeiten voll aus!
Die Übungsleitung wirft ein farblich gekennzeichnetes Zielsäckchen („Schweinchen") in den Kreis.
Die Teilnehmer dürfen nun der Reihe nach ihre Boccia-Säckchen werfen. Sie versuchen, die Säckchen so dicht wie möglich am „Schweinchen" zu platzieren.
Der Gewinner darf die nächste Spielrunde eröffnen und dazu das „Schweinchen" werfen.

Variante: Säckchen-Boccia kann natürlich auch so gespielt werden, dass alle hinter einer Linie stehen und von dort aus ihr Säckchen in Richtung „Schweinchen" werfen. Damit haben alle die gleichen Voraussetzungen. Der Wettkampfcharakter schafft hierbei einen besonderen Anreiz. Die besten drei Spieler erhalten Punkte: zwei Punkte für Platz 1 und je einen

Punkt für Platz 2 und 3. Die Ergebnisse werden notiert und zum Schluss zusammengezählt. Dies weckt den Ehrgeiz und motiviert!

Und warum sollte man Säckchen-Boccia im Kreis spielen?,
Im Unterschied zum Wurf von der Linie beinhaltet die Kreisform eine „Zufallsvariable". Dies steigert die Spannung, da für alle unterschiedliche Voraussetzungen gegeben sind. Die Abstände zum Schweinchen sind für jeden anders – mal größer, mal kleiner, wodurch Leistungsdruck abnimmt und der Spielcharakter in den Vordergrund tritt.

Differenzierung

- **leichter:** Bilden Sie engere Kreise, sodass die Abstände zum „Schweinchen" kleiner werden. Bei großen Gruppen mehrere Kreise bilden.

\+ **schwieriger:** Abstände vergrößern.
Wurfform variieren: mit der rechten Hand, mit der linken Hand, durch die Beine, über die Schulter, mit geschlossenen Augen.
Vielleicht ist auch einmal ein Boule-Spiel im Freien möglich. Die Säckchen werden dann durch rollende Boule-Kugeln ausgetauscht.

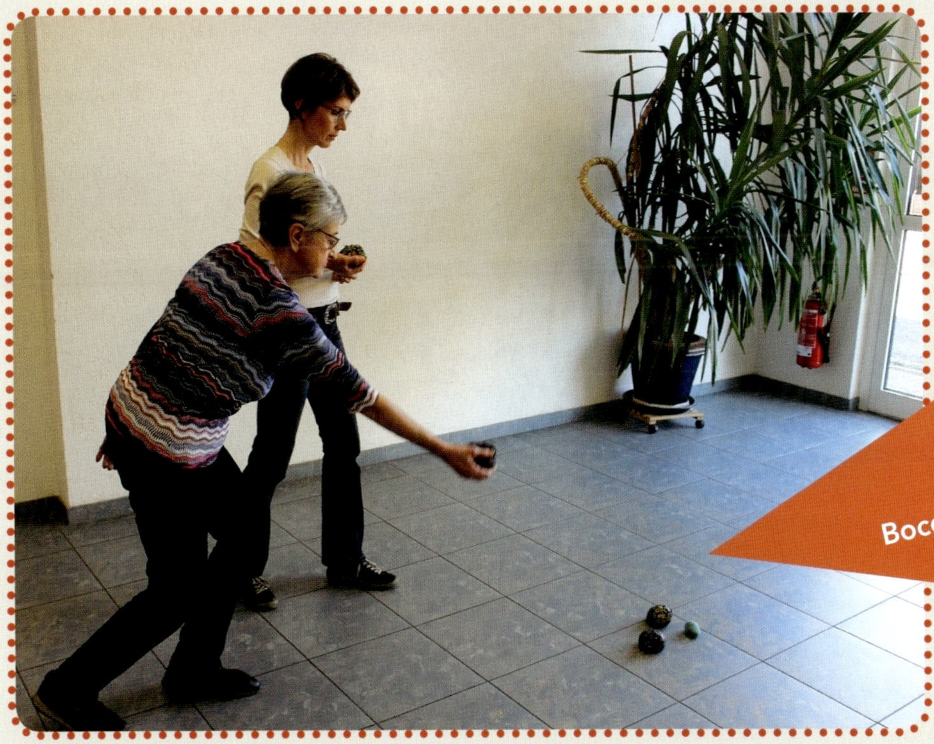

Nähanleitung für Boccia-Säckchen im Anhang!

8 Balance-Akt

Material

- keins (evtl. Boccia-Säckchen, siehe S. 182)

beliebig

Organisationsform:
im Stuhlkreis sitzend, stehend, gehend

Ziel:
Gleichgewicht schulen, Körperwahrnehmung fördern, Koordination verbessern

Ablauf

Mit verschiedenen Bewegungsaufgaben im Stuhlkreis geht es darum, „nicht aus dem Gleichgewicht zu kommen".
Viele ältere Menschen klagen über Gleichgewichtsprobleme und Schwindel. Durch gezielte Übungen lässt sich das Gleichgewicht positiv beeinflussen. (Ärztliche Vorschriften müssen dabei berücksichtigt werden.)

Übungen zur Balanceförderung im Sitzen:

- leichte Gymnastik-Übungen mit geschlossenen Augen ausführen, siehe zum Beispiel: Sitz-Aerobic (Seite 70)
- im Wechsel Aufstehen und Hinsetzen (evtl. mit geschlossenen Augen)
- Kopf heben, senken, nach links und rechts drehen
- Balancieren von Gegenständen (z. B. Boccia-Säckchen auf verschiedenen Körperteilen (Kopf, Schulter, Knie, Fuß, Nacken, Nase usw.)
- Säckchen hochwerfen und wieder auffangen (mit der Handfläche, dem Handrücken, dem Arm, dem Fuß usw.; mit einer Hand werfen, mit der anderen auffangen)

Gleichgewichtsübungen im Stehen:
Hierbei kann die Stuhllehne als leichte Stütze oder Orientierungshilfe verwendet werden. Jedoch nicht an der Lehne festhalten: Sturzgefahr! Alternativ kann sich jeder einen Partner suchen. Dieser sitzt während der Übung auf dem Stuhl und stabilisiert ihn mit seinem Körpergewicht. Danach wird gewechselt.

- auf einem Bein stehen (rechts und links im Wechsel)
- rechtes und linkes Knie abwechselnd anheben (Steigerung: mit geschlossenen Augen; gestrecktes Bein anheben)
- Bein gestreckt zur Seite führen und halten (rechts und links im Wechsel)
- Zehenstand (Steigerung: auf einem Bein)
- Wechsel von Zehen- und Fersenstand (Tempo variieren)
- langsam in die Hocke gehen und wieder aufstehen (Vorsicht, Schwindelgefahr!)
- Standwaage

Balancetraining im Gehen:

- Gegenstände auf dem Kopf oder auf der ausgestreckten Hand balancieren (Säckchen, Korken, Ringtennis-Ringe)
- währenddessen Hindernisse umrunden (Achtung, Stolpergefahr! Geeignete „Hindernisse" sind Postkarten, Bierdeckel oder gut sichtbare Pylone.)

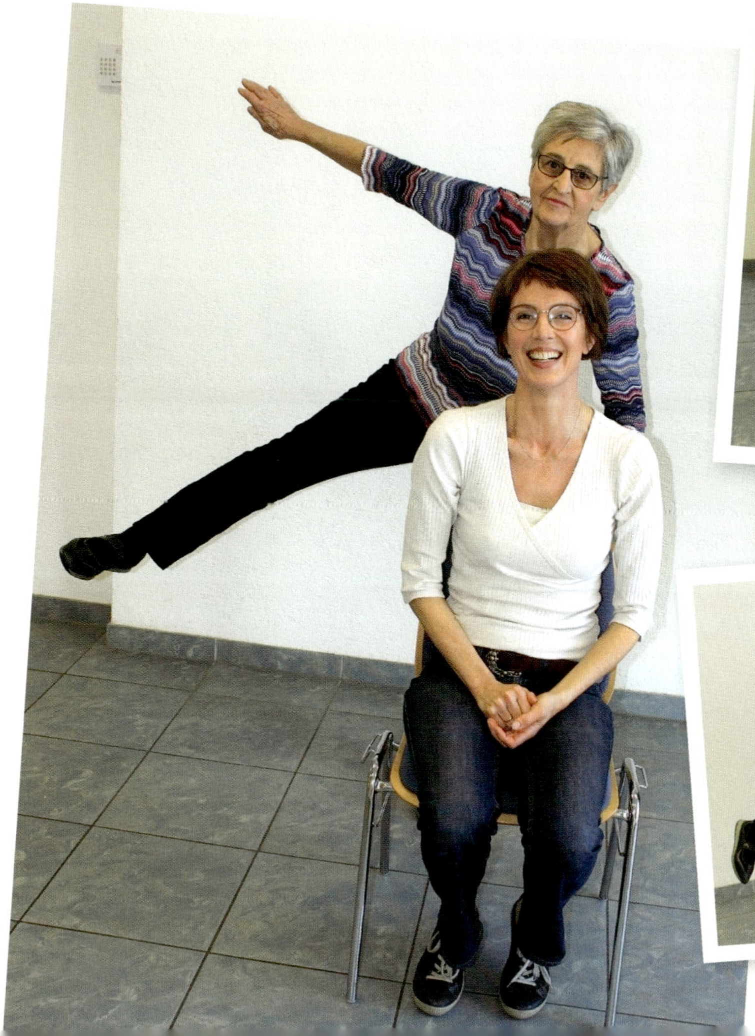

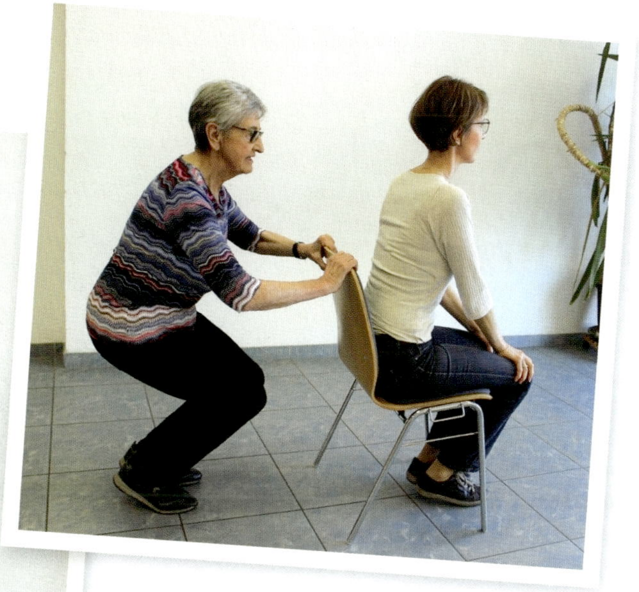

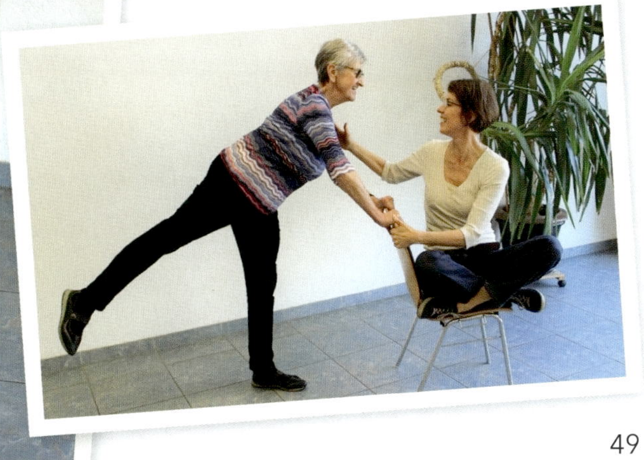

3. Die Ritter der Tafelrunde

Bewegungen und Spiele am Tisch

Dieses Kapitel will zeigen, wie auch Menschen mit stark eingeschränkter Motorik durch Spiele zur Bewegung motiviert werden können.

Wenn die Beweglichkeit und der Bewegungsradius sehr begrenzt sind und auch das Stehvermögen eingeschränkt ist, kann ein Tisch Abhilfe leisten. Er simuliert Bodennähe und ermöglicht eine auf die speziellen Bedürfnisse angepasste Spielvariante (s. Tisch-Kegeln, Zielwurf bei „Eierlegen", Tisch-Minigolf, Tisch-Fußball).
Spiele am Tisch sind deshalb mehr als nur Zerstreuung:
Mit dem Schwerpunkt auf der Koordination von Arm-, Hand- und Rumpfbewegungen sind sie immer auch Bewegungsspiele mit hohem Aufforderungscharakter!

Vielleicht sehen Sie in den nachfolgenden Spielideen, die unter anderem Klatsch- und Kartenspiele umfassen, auch eine Art „Pausensnack" für zwischendurch: Wenn es im Aufenthaltsraum gerade einmal wieder zu ruhig wird, kann durch Bewegung im Handumdrehen motiviert, der Spieltrieb geweckt und die Gemeinschaft gefördert werden.

1 Tisch-Kegeln

Material
- 1-2 Tische und 1 Stuhl für die Kegelbahn
- ca. 9 kleine Plastikflaschen
- mindestens 1 Tennisball
- Tafel oder Schreibzeug zum festhalten der Ergebnisse

ca. 15 Minuten
(nach Belieben)

Organisationsform:
Einzel- oder Gruppenspiel, im Sitzen oder Stehen

Ziel:
Auge-Hand-Koordination schulen, Geschicklichkeit fördern, Spaß

Ablauf

Die Tischkegelbahn besteht aus einem langen Tisch oder zwei hintereinander aufgestellten Tischen. An einem Ende der Kegelbahn werden die Plastikflaschen aufgestellt. Gegenüber wird der Stuhl platziert.
Der erste Spieler setzt sich auf den Stuhl. Er nimmt den Tennisball, rollt ihn in Richtung Flaschen und versucht, so viele wie möglich umzustoßen.

Das Kegeln kann einzeln der Reihe nach oder als Gruppenspiel erfolgen, das in zahlreichen Varianten gespielt werden kann:

1. Wer räumt mit drei Würfen die meisten Kegel ab?
Diese Form ist einzeln gegeneinander spielbar oder in Gruppen - dann zählen nach drei Durchgängen die zusammengezählten Ergebnisse der ganzen Gruppe.

2. Tag-Nacht-Spiel
Vor jedem Durchgang wird festgelegt: „Tagspiel" (einfache Wertung) oder „Nachtspiel" (doppelte Wertung). Um das Spiel bis zum Schluss spannend zu halten, kann der letzte Durchgang zur „Nacht der Nächte" erklärt werden und zählt dann vierfach.

3. Hohe Hausnummer

Jeder Spieler darf viermal kegeln. Nach jedem Wurf werden umgefallene Kegel gezählt und wieder aufgestellt. Die Zahlen werden hintereinander aufgeschrieben. So entsteht am Ende eine vierstellige Zahl – die „Hausnummer". Die größtmögliche Hausnummer wäre die 9999.

Es gibt vier Möglichkeiten, die einzelnen Wurfergebnisse zu platzieren:

- Die Ziffern werden in Schreibrichtung von vorne nach hinten notiert.
- Die Ziffern werden wird von hinten nach vorne notiert.
- Der Spieler benennt vor dem Wurf die Stelle der Ziffer.
- Der Spieler benennt nach dem Wurf die Stelle der Ziffer.

4. Tannenbaum

Dieses Spiel wird in Gruppen gespielt. Vor Beginn erhält jede Gruppe ein Blatt Papier mit einem „Tannenbaum" oder einer anderen Figur, die aus Zifferreihen besteht (s. u.).

Ziel des Spiels ist es, die in der Figur stehenden Ziffern zu erkegeln. Bei Erfolg dürfen die Ziffern ausgestrichen werden. Gewinner ist die Gruppe, die zuerst ihre Ziffern komplett ausgestrichen und damit ihren Baum „gesägt" hat.

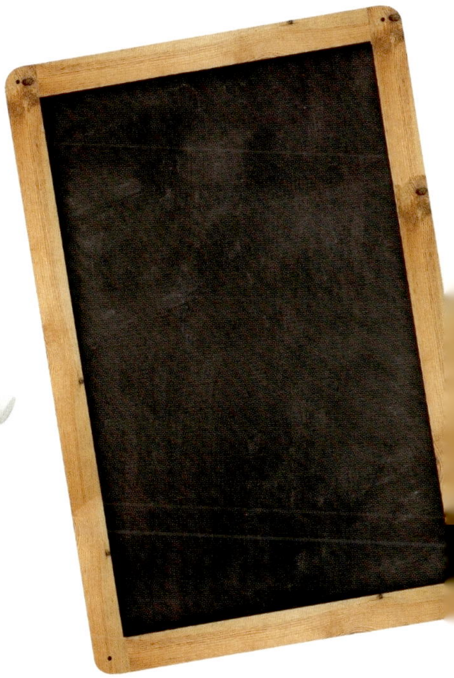

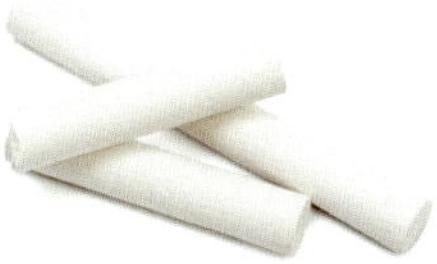

doppelter Baum:

9

8 8

7 7 7

6 6 6 6

5 5 5 5 5

4 4 4 4

3 3 3

2 2

1

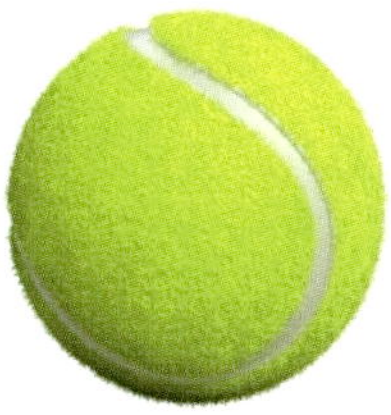

Tipp

Bei Bedarf können die Flaschen zum Beschweren mit etwas Sand gefüllt werden.

Damit nicht nur die Spieler Spaß haben, sondern auch Sie als Übungsleitung, die die Kegel wieder aufheben muss, bietet sich das Basteln und Festkleben einer seitlichen Bande aus fester Pappe oder aus Tetrapack-Streifen an.

Benutzen Sie z. B. fest klebendes Panzertape o. Ä. zum Verbinden der einzelnen Stücke. Kleben Sie diese nicht zu dicht aneinander, sondern lassen Sie einen Abstand von ca. 2 mm, damit die Umrandung später an den Klebestellen gut zusammengefaltet und bis zum nächsten Einsatz verstaut werden kann!

Differenzierung

- **leichter:** schwächere Spieler in Gruppenspiele wie „Tannenbaum" integrieren – hier werden auch niedrige Würfe gebraucht!
  Abstände zwischen den Kegeln verringern; Materialien variieren: z. B. größere Bälle benutzen

+ **schwieriger:** kleinere Bälle (Gummibälle, Tischtennisbälle) und kleine Spielfiguren aus Gesellschaftsspielen als Kegel verwenden; Art des Kegelns vorgeben (ein Durchgang blind, mit links werfen, usw.) Ein Spaß für alle Kegelbrüder und -schwestern!

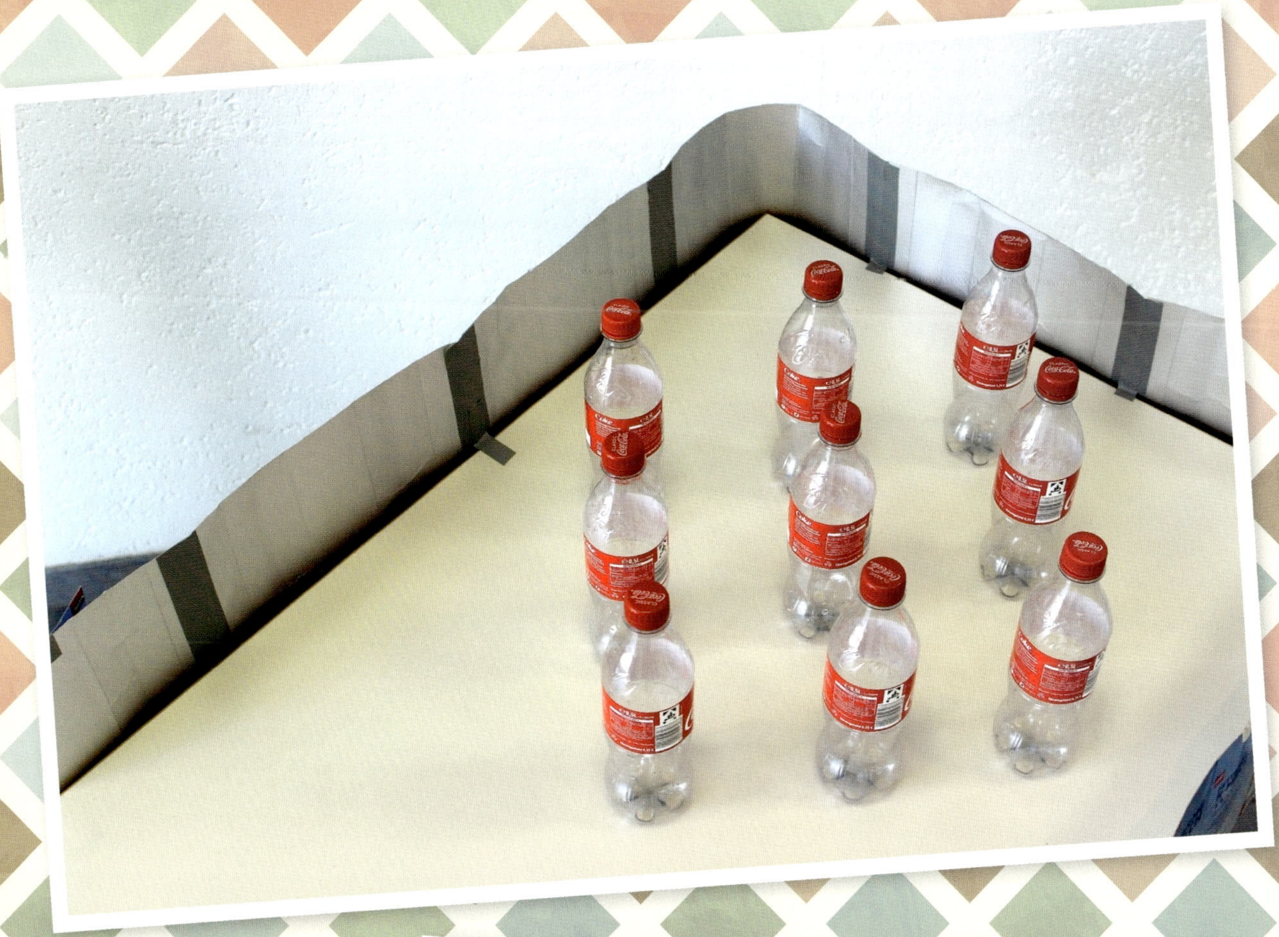

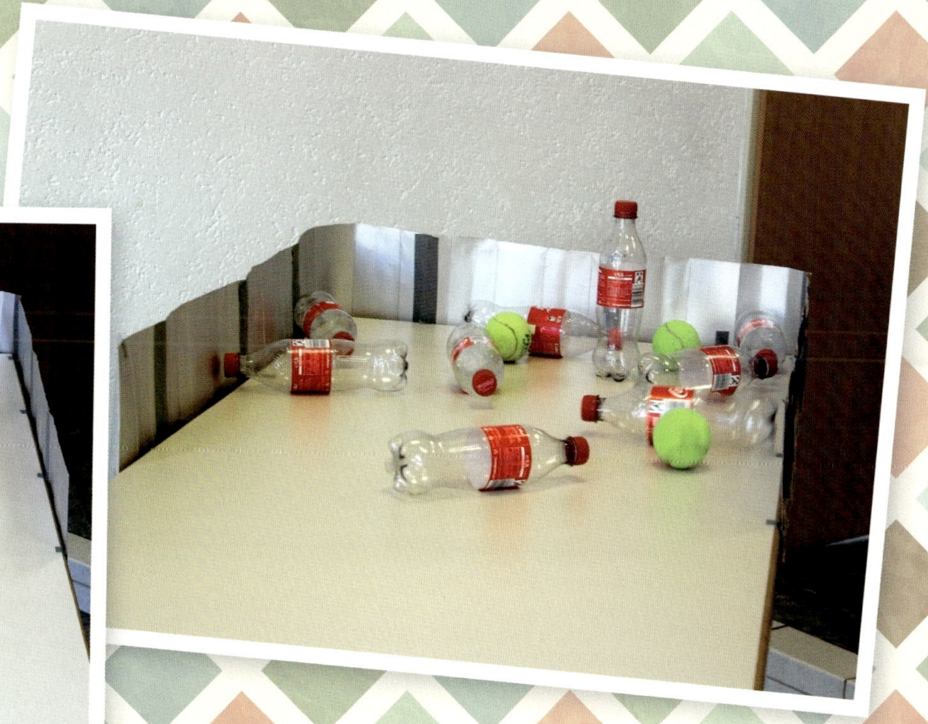

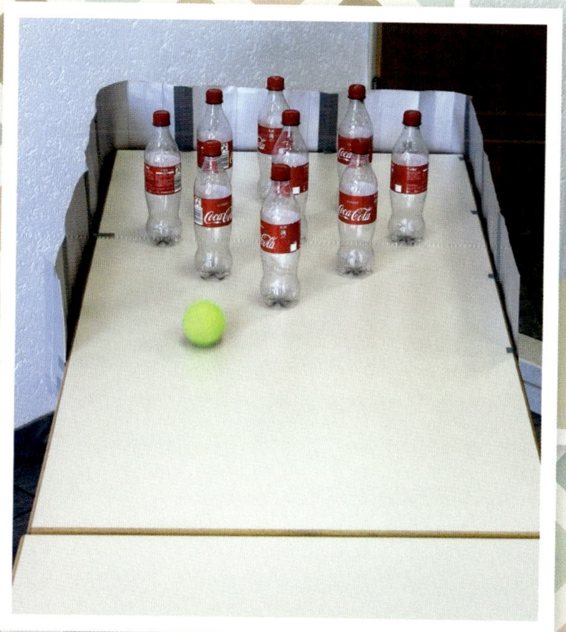
Coca-Cola

2 Eierlegen

Material
- 1–2 leere Eierkartons
- bunte Tischtennisbälle

ca. 10 Minuten (nach Belieben)

Organisationsform:
Einzel- oder Gruppenspiel, Spieler sitzen rund um den Tisch

Ziel:
Geschicklichkeit fördern, Zielgenauigkeit (Koordination) schulen, Spaß

Ablauf

Paarweise: Die Paare sitzen sich am Tisch gegenüber. Der Eierkarton steht in der Mitte. Jeder bekommt einen Ball. Die Spieler versuchen nun abwechselnd, den Ball in den Eierkarton zu werfen.
Während einer wirft, soll der andere den Ball beobachten und ihn einfangen, falls er nicht im Eierkarton landet. Je nach Zahl der Mitspieler kann es sinnvoll sein, ein Startkommando zu geben.

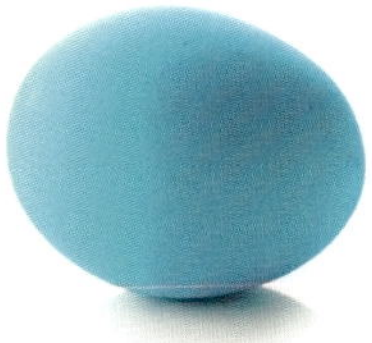

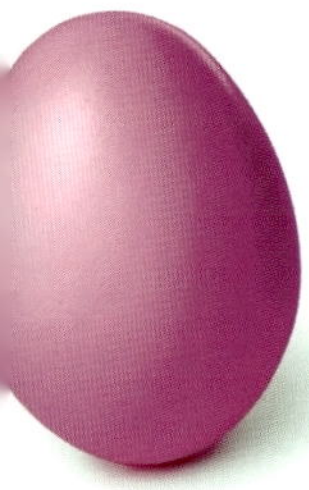

Gruppenspiel: Zwei Mannschaften sitzen einander gegenüber am Tisch. Die Spieler der einen Mannschaft erhalten z. B. rote Tischtennisbälle, die der anderen blaue. Abwechselnd wirft ein Spieler jeder Mannschaft seinen Ball in den Eierkarton. Jeder Treffer zählt einen Punkt. Es gewinnt die Mannschaft mit den meisten Punkten.

Tipp

Der Zielwurf gelingt umso besser, je deutlicher sich Ziel und auch Ball farblich von der meist weißen Tischplatte absetzen.
Um „Abschüsse" und ständiges Wiedereinsammeln der schnell fortspringenden Bälle zu vermeiden, sollten Sie die Wurf-Art vorgeben: Der Tischtennisball sollte mindestens einmal auf der Tischplatte aufkommen, bevor er „ins Körbchen" bzw. in seine Schachtel hüpfen darf!

Differenzierung

- **leichter:** den Abstand zum Ziel verkürzen; mehrere Eierkartons aufstellen

- **schwieriger:** mit der rechten und linken Hand im Wechsel werfen; den Ball zweimal auf der Tischplatte aufkommen lassen, bevor er sein Ziel erreicht; Vertiefungen im Eierkarton in unterschiedlichen Farben ausmalen und je nach Farbe Punkte verteilen

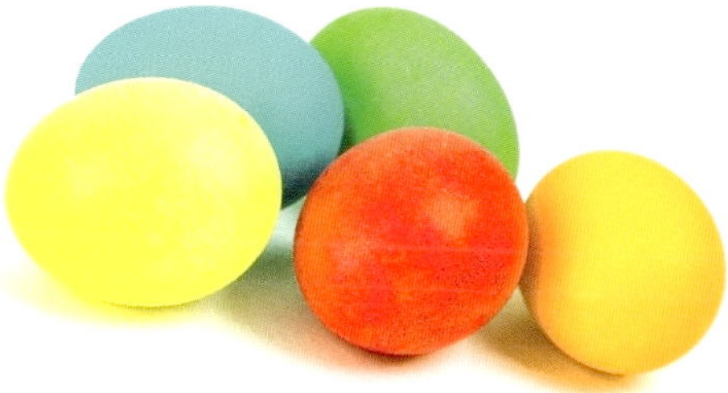

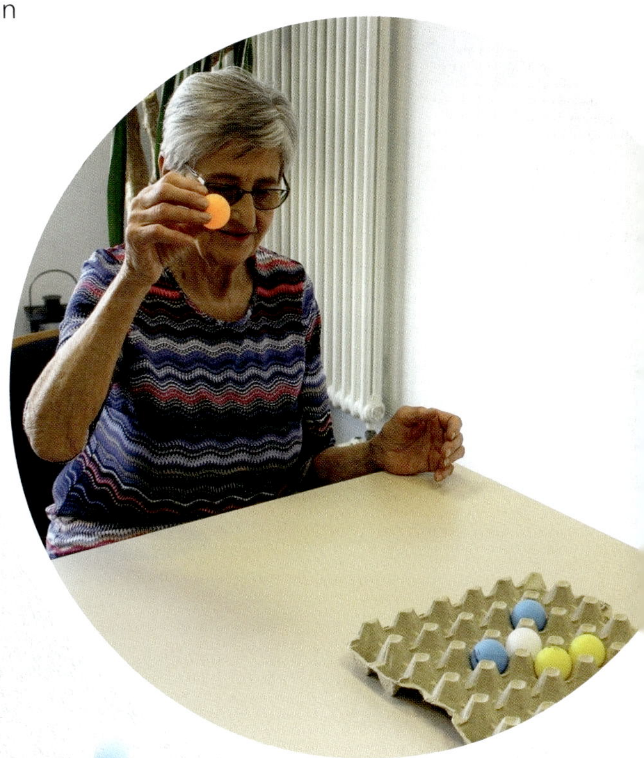

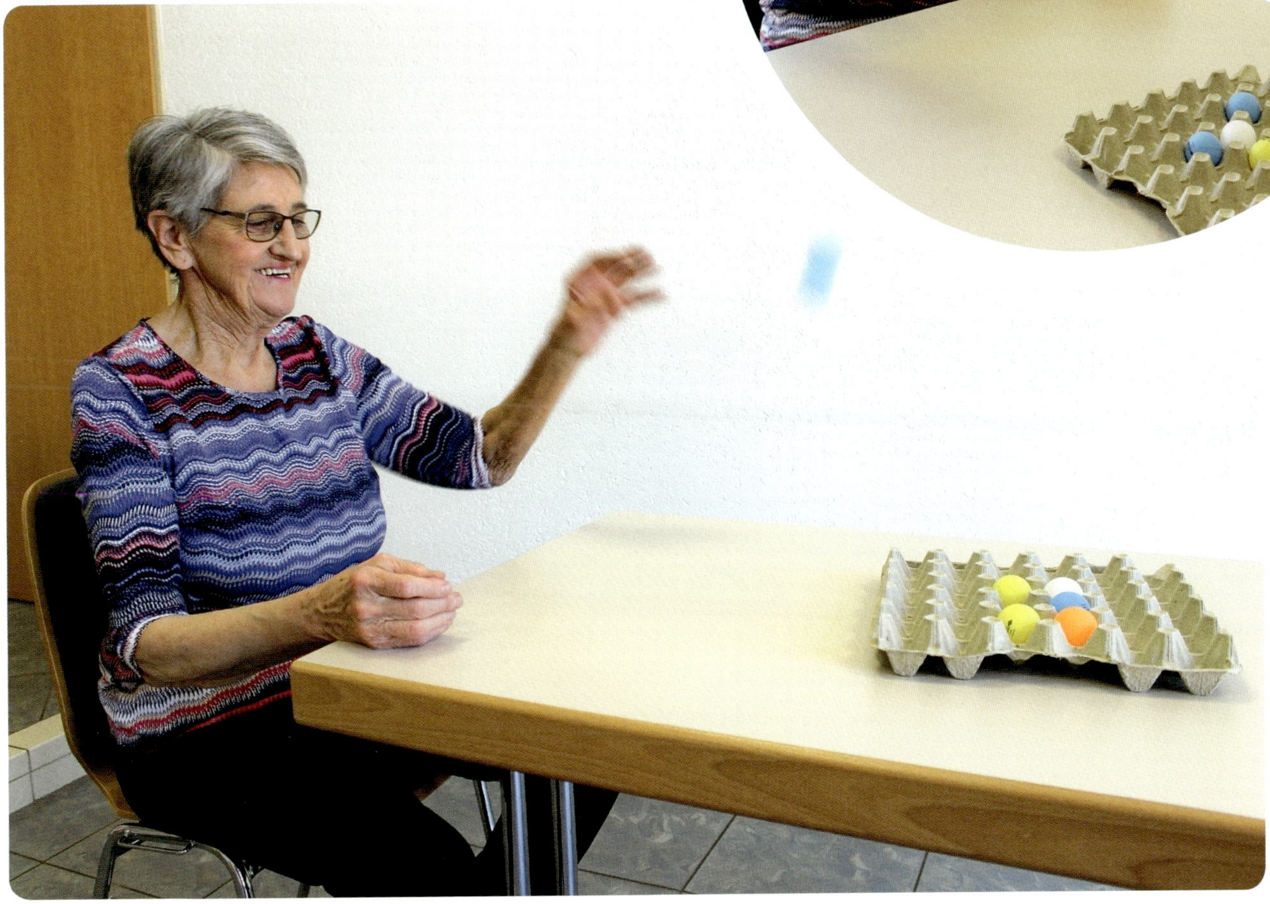

3 Tisch-Minigolf

Material

- 1 Minigolfball (oder Tischtennisball bzw. große Murmel)
- 1 Löffel als Schläger
- Schreibutensilen
- verschiedene Stationen bzw. Hindernisse auf dem Tisch
  (können zuvor von der Gruppe selbst aus Karton, Tetrapack, Knete, Schaschlikspieß etc. hergestellt werden)

nach Belieben

Organisationsform:
Wettkampf mit Punktewertung, sitzend/stehend am Tisch

Ziel:
Geschicklichkeit schulen, Koordination verbessern, Spaß

Ablauf

Die beliebte Sportart „Minigolf" kann auch an einem Tisch gespielt werden. Der Ball soll mit höchstens sechs Schlägen von einem markierten Startpunkt zum Ziel befördert werden. Als Schläger dient ein Löffel. Die Zahl der Schläge wird als Punktzahl notiert. Führt der sechste Schlag nicht zum Ziel, so werden 7 Punkte notiert, und der nächste Spieler ist an der Reihe. Nacheinander werden verschiedene Stationen aufgebaut (s. u.). Haben alle Mitspieler eine Station durchlaufen, so kann das nächste Hindernis auf dem Tisch aufgebaut werden. Die Anzahl der Stationen und die Spieldauer hängen dabei vom Spielinteresse und der Kreativität Ihrer Gruppe ab!

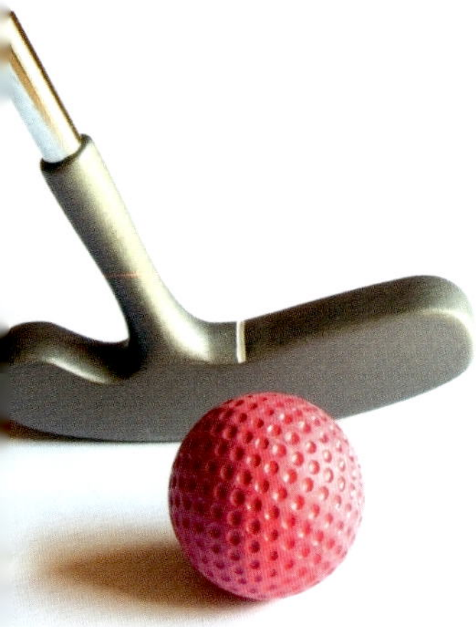

Hier einige Vorschläge für Stationen, die alle mit Alltagsmaterialien wie Karton, Klebeband, Schaschlikspieß, Knete und Tetrapacks hergestellt werden können:

- Ein Schaschlikspieß wird in eine Knetkugel gespießt und als „Zielfähnchen" auf dem Tisch platziert.
- Eine Papprolle wird als Tunnel mit Klebeband auf dem Tisch fixiert. Der Ball muss hindurchgespielt werden.
- Verschiedene Hindernisse aus zurechtgeschnittenen Tetrapack-Formen werden auf dem Tisch befestigt und müssen umspielt werden.
- Es muss durch ein Häuschen gespielt werden (Tetrapack mit ausgeschnittenem Ein- und Ausgang).
- Der Ball muss über wellenförmige Hindernisse gespielt werden (z. B. aus Fotokarton).

Differenzierung

- **leichter:** Benutzen Sie statt eines Balls oder einer Murmel den Plastikverschluss einer Pet-Flasche. Damit können die Teilnehmer leichter zielen.

Tipp

- Die Teilnehmer sitzen in lockerer Runde um den Tisch. Der Spieler, der an der Reihe ist, muss genügend Platz haben, um aus jeder Position seinen Ball weiter zum Ziel zu befördern.
- Eine seitliche Umgrenzung des Tisches wie beim Tischkegeln (Seite 52) ist empfehlenswert – damit der Ball nicht so oft hinunterfällt.

Varianten

- Ein **Wattebausch** kann durch einen einfachen Parcours gepustet werden (z. B. im Slalom oder durch einen Tunnel)! Benutzen Sie dazu evtl. einen Strohhalm.
- Die Minigolf-Idee kann schnell in ein **Tischfußball-Spiel** verwandelt werden: An den Tischenden werden zwei Tore aus Tetrapack-Material aufgebaut und mit Klebestreifen befestigt. Zwei Mannschaften versuchen nun abwechselnd, mit einem Plastikpuck (Flaschen-Verschluss) ein Tor zu „schießen" (bzw. zu schnipsen oder zu „löffeln").

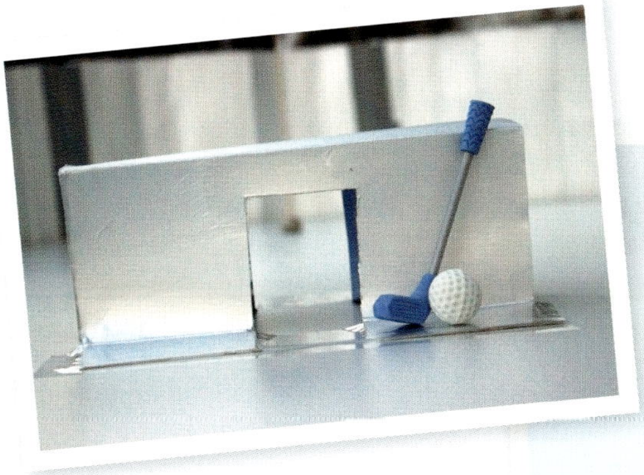

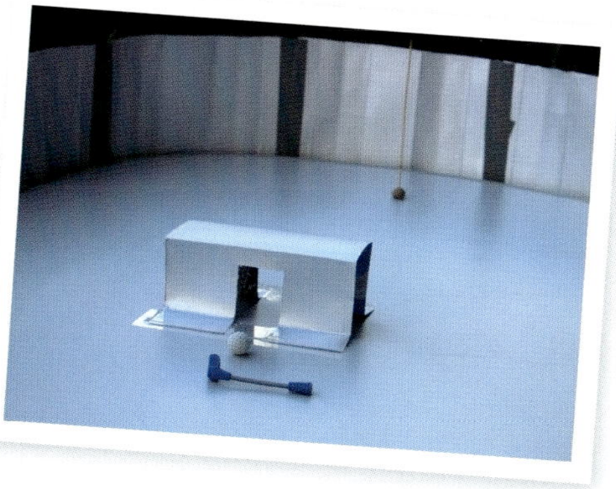

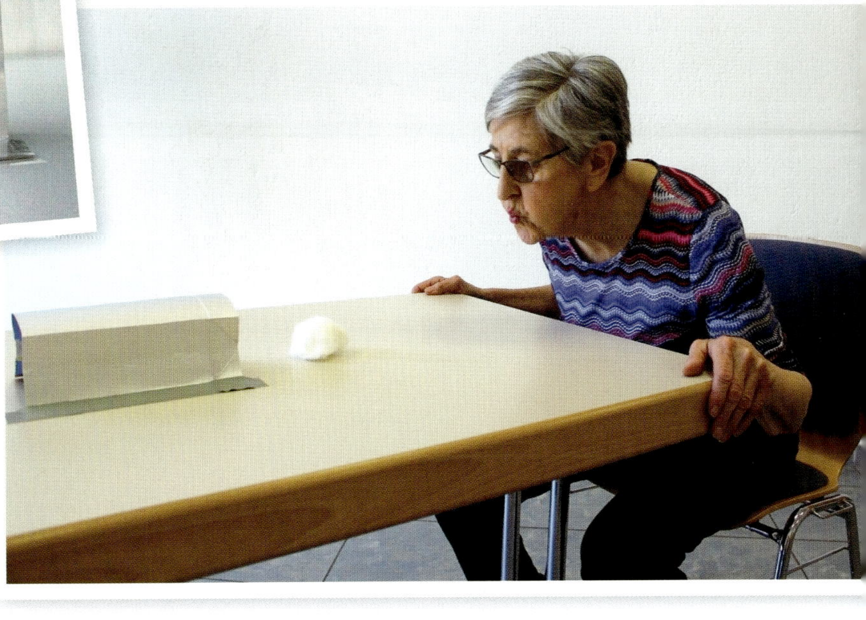

4 Bewegungs-Mau-Mau

Material
- 1 Kartenspiel (z. B. Rommé)

ca.10–15 Minuten

Organisationsform:
in der Gruppe am Tisch sitzend

Ziel:
Reaktionsvermögen schulen, Gedächtnis trainieren, Fingermotorik trainieren, Spaß

Ablauf

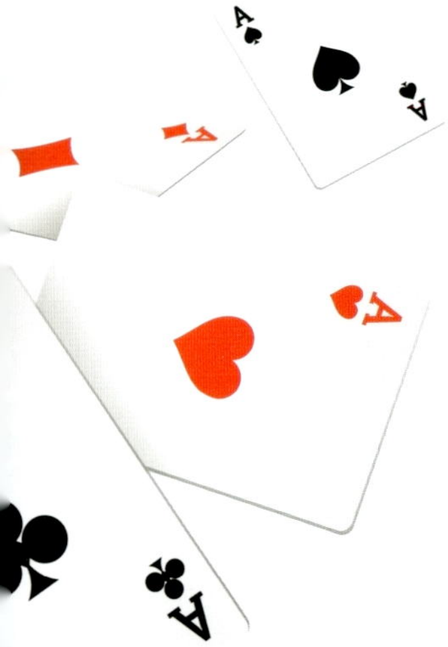

Das bekannte Kartenspiel „Mau-Mau“ dient als Grundlage für ein lustiges, mit Bewegung angereichertes Spiel in geselliger Runde.
Die Karten werden gemischt, und jeder Mitspieler erhält 5 Karten.
Der Restkartenstapel wird verdeckt in die Mitte des Tisches gelegt. Gespielt wird reihum. Der linke Nachbar des Kartengebers eröffnet das Spiel, indem er die oberste Karte des Stapels umdreht und neben den Stapel legt. Auf die umgedrehte Karte legt er eine seiner eigenen Karten ab, die in Farbe oder Zahl dazu passt.
Hat der Spieler, der an der Reihe ist, keine passende Karte, so muss er eine Karte vom Stapel ziehen. Wenn er auch dann nicht ablegen kann, kommt der nächste Mitspieler an die Reihe und versucht, eine Karte abzulegen.
Bube und Joker dürfen immer gelegt werden – danach darf man sich eine Farbe wünschen, in der weitergespielt werden soll. Wird eine Acht abgelegt, muss der nächste Spieler aussetzen. Wird eine Sieben abgelegt, muss der nächste Spieler zwei Karten ziehen.
Es gewinnt, wer als Erster keine Karten mehr hat.

Um das Spiel spannender zu gestalten, werden einzelnen Spielkarten nun spezielle Bewegungen zugeordnet (s. u.). Wird eine solche Karte abgelegt, macht die ganze Gruppe die Bewegung – so lange, bis auch der Letzte reagiert. Dieser muss eine Strafkarte ziehen oder eine andere vorher festgelegte Aktion ausführen (siehe Differenzierung).

Hier einige Aktionsbeispiele, die an bestimmte Karten geknüpft sind:

8: eigene Karten verdeckt vor sich hinlegen, mit verschränkten Armen zurücklehnen (das Aussetzen wird so in Körpersprache übertragen; verschränkte Arme bilden eine liegende Acht)

7: „zwei nehmen": Karten vor sich hinlegen und beide Arme wie beim Äpfelpflücken nach oben strecken

2: aufstehen und wieder hinsetzen

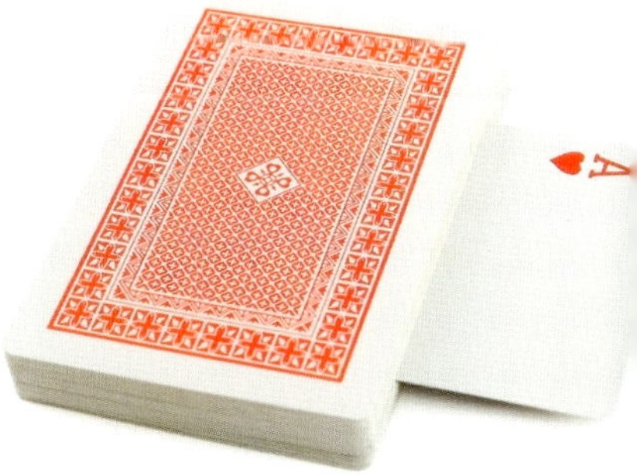

Passen Sie das Aktionsrepertoire an die Fähigkeiten Ihrer Gruppe an und legen Sie mehr oder weniger verschiedene Aktionen fest. Versuchen Sie, soweit möglich, einen inneren Bezug zwischen Zahl und Aufgabe zu schaffen. Diese geschaffenen Verknüpfungen erleichtern den schnellen Zugriff auf das Gelernte.
Weitere Aufgaben könnten sein: aufstehen und sich einmal im Kreis drehen; (mehrmals) klatschen; mit den Füßen auf den Boden stampfen; eine Verbeugung machen (bei König, Dame).

Tipp

Achtung! Vermeiden Sie Aufgaben, bei denen Verletzungsgefahr besteht. Lauf-Aufgaben sind ebenfalls nicht zu empfehlen, da hier die Stühle zu Stolperfallen werden können.

Differenzierung

- **leichter**: keine Strafkarte bei langsamer Reaktion, sondern Kartentausch mit dem linken Nachbarn; Einsatz von „Spickzetteln", die auf dem Tisch festgeklebt werden und auf denen die Bewegungsformen nachgelesen werden können; Kartenhalter verwenden, damit die Karten für die Aktionen schneller abgelegt und wieder aufgenommen werden können

+ **schwieriger**: Statt der Strafkarte kann auch ein Belohnungssystem eingeführt werden: Der Schnellste darf eine Karte seiner Wahl auf den Stapel ablegen und das Spiel so fortführen.

5 Klatschkreis

Material
- keins

ca. 5 Minuten

Organisationsform:
vier oder mehr Mitspieler, im Kreis um einen Tisch sitzend

Ziel:
Konzentrationsfähigkeit fördern, Reaktionsfähigkeit verbessern

Ablauf

Alle Mitspieler legen beide Hände in schulterbreitem Abstand nebeneinander auf den Tisch. Nun hebt jeder seine rechte Hand, führt sie über die linke Hand seines rechten Nachbarn und legt sie dort auf dem Tisch ab. So entsteht ein Kreis aus überkreuzten Händen. Die Übungsleitung schickt nun im Uhrzeigersinn einen Impuls los, der durch das Anheben und lautstarke Absenken der Finger entsteht („Klatsch!").

Dieser muss von der danebenliegenden Hand reihum weitergeleitet werden. Hier ist Konzentration gefragt, denn die Hände eines Spielers sind nicht beide nacheinander an der Reihe! Der Impuls soll nun immer schneller im Kreis wandern. Wenn dieses Spielprinzip bekannt ist, kann die Übungsleitung zusätzlich einen „Doppelklatsch" als Signal für einen Richtungswechsel einführen.

Variante: Verpasst eine Hand ihren Einsatz oder zuckt und klatscht, ohne an der Reihe zu sein, so muss sie „ausscheiden", und der Kreis wird, soweit möglich, wieder geschlossen.

Differenzierung

- **leichter:** eine Richtung beibehalten - ohne Richtungswechsel

+ **schwieriger**: Steigerung des Tempos mit vielen Richtungswechseln

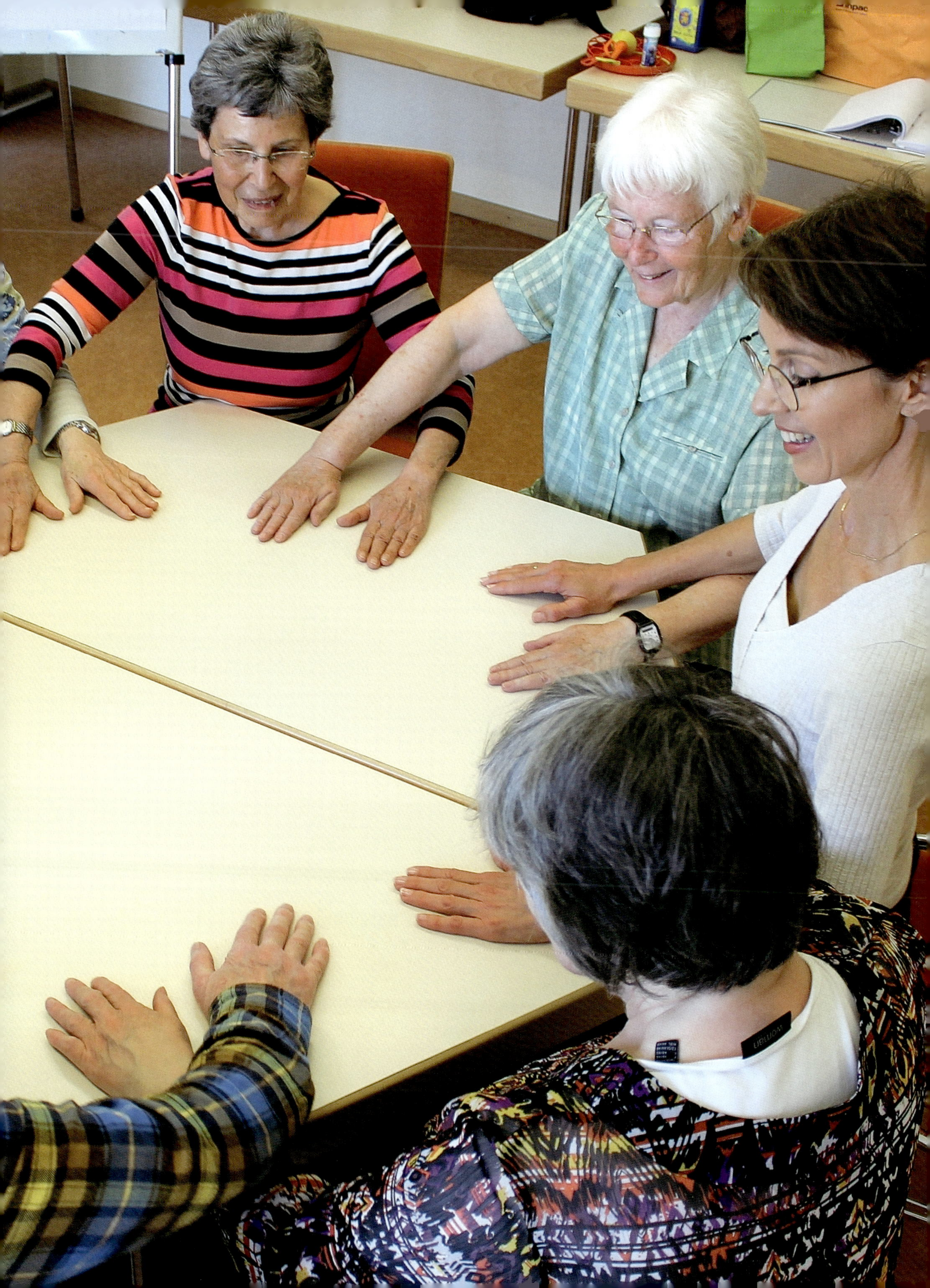

6 Becher-Rap

Material

- pro Teilnehmer 1 festerer Plastiktrinkbecher

ca. 10 Minuten

Organisationsform:
im Kreis um einen Tisch sitzend

Ziel:
Koordination fördern, Gedächtnis schulen

Ablauf

Jeder erhält einen Plastikbecher. Ein Teilnehmer gibt einen Rhythmus vor: Aus einer frei gewählten Kombination aus Klatschen und dem Heben, Drehen und Absetzen des Bechers entsteht eine kurze rhythmische Abfolge, die jeder Mitspieler im Takt mit der gesamten Gruppe nachmachen kann.

Ein Reim oder eine Liedzeile kann als Orientierung dienen, es können aber auch unabhängig davon einfache Rhythmen erfunden werden (vgl. Beispiel).
Zum Abschluss dieses Raps wird der eigene Becher dann zum linken Nachbarn geschoben. So hat jeder einen neuen Becher vor sich und kann erneut mit derselben Abfolge beginnen. Das Tempo kann langsam gesteigert werden.

Die Übungsleitung beginnt mit dem ersten Rap. Danach können die Teilnehmenden eigene Rhythmen vorgeben.

Differenzierung

- **leichter:** zu Beginn verschiedene Klänge ausprobieren; kurze Sprichwörter oder Abzählreime wählen und mit Becher-Rhythmus unterlegen; anfangs kurze und einfache Abfolgen kreieren, die leicht nachzumachen und zu behalten sind

Beispiel: „Ich und du, Müllers Kuh, Müllers Esel, der bist du"
Basisübung: Im Wechsel einmal klatschen und einmal den Becher drehen. Am Ende wird der Becher zum Nachbarn gestellt.
Später kann das Klatschen variiert werden: in die Hände, auf die Oberschenkel, mehrmals oder abwechselnd rechts/links klatschen …)

Ich	und du	Müllers	Kuh	Müllers	Esel	der	bist du
klatschen	Becher greifen und umdrehen	klatschen	Becher umdrehen	klatschen	Becher umdrehen	klatschen	Becher greifen und zum Nachbarn stellen

Der Spruch dient wirklich nur zur Orientierung und kann als mögliche Hilfestellung zum schnelleren Erlernen eines Rhythmus' eingesetzt werden!

Tipp

\+ **schwieriger:** komplexere oder längere Abfolgen kreieren

Beispiel: „Es klappert die Mühle am rauschenden Bach, klipp, klapp!"

Es	klappert die	Mühle am	rauschenden	Bach	klipp	klapp!	Pause
in die Hände klatschen	Hände 3x auf Oberschenkel klatschen (re, li, re)	in die Hände klatschen und halten	3x abwechselnd mit den Händen auf den Tisch klatschen (re, li, re)	mit der rechten Hand den Becher greifen	Becher schnell umdrehen	Becher wieder zurückdrehen	Becher zum rechten Nachbarn schieben

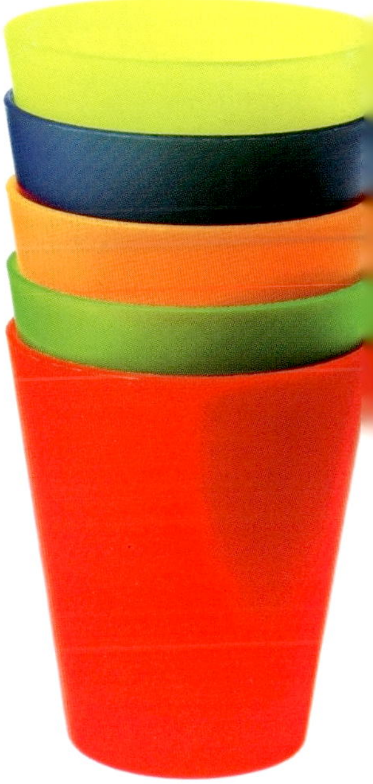

Zusätzlich zu den hier vorgeschlagenen Bewegungen können natürlich auch die Füße einbezogen werden (stampfen). Über-Kreuz-Bewegungen der Arme sind eine weitere sinnvolle Ergänzung – je nach Lust und Laune und den Fähigkeiten Ihrer Gruppe!

4. Hier spielt die Musik!

Rhythmus und Tanz in der Gruppe

„Ich spreche alle Sprachen dieser Welt, meine Sprache ist die Musik" – manch einer hat dieses Lied von Lena Valaitis noch gut in Erinnerung.
Musik, Rhythmus und auch Tanz sind seit Urzeiten Bestandteile unseres kulturellen Lebens, die nicht an Sprache gebunden sind.
Lieder und Rhythmen können durch biografischen Assoziationen gerade auch Menschen mit Demenz auf besondere Weise ansprechen und in ihre Erinnerung führen.

Unter der Rubrik „Rhythmisches" finden Sie im Folgenden Übungen und Spiele zur Schulung der Rhythmisierungsfähigkeit, die auch für Menschen mit motorischen Einschränkungen geeignet sind. Im Mittelpunkt stehen hier einfache Übungen, die im Sitzen ausgeführt werden können.
Verwenden Sie unbedingt Lieder, die in Ihrer Gruppe bekannt sind, und basteln Sie vielleicht auch gemeinsam ein paar Rhythmusinstrumente, die dann zum Einsatz kommen! Anleitungen finden Sie im Anhang.

Ein weiterer Bereich befasst sich mit dem Tanzen, das hier als eine Form der ganzheitlichen Aktivierung verstanden werden kann. Tanzen bedeutet einen spielerischen Ausgleich für:

- Körper (Anregung des Herz-Kreislauf-Systems und Trainieren der Körperbeherrschung: Koordination, Gleichgewicht, gymnastische Übungen)
- Geist (Wahrnehmungsfähigkeit, Merkfähigkeit, Reaktionsschnelligkeit) und
- Seele (Psyche: Freude, Geselligkeit beim gemeinsamen Handeln).

Obwohl Tanz in der Regel nicht als besonders anstrengend empfunden wird, gilt er in Tänzerkreisen auch als „charmanteste Art der Gymnastik", die es zu nutzen gilt!
Deshalb stellen die „Gruppentänze mit und ohne Gehhilfe" auch besonders vielseitige Anforderungen: Hier werden tänzerische Figuren vorgestellt, die an bekannte Tanzformen wie Polka oder Rumba anknüpfen, aber keinerlei Vorkenntnisse erfordern.

Im Mittelpunkt soll immer die Freude am gemeinsamen Bewegen und an der Musik stehen, die zu Ausgeglichenheit und Wohlbefinden beiträgt und damit auch Erfahrungen eines ganz neuen Lebensgefühls vermitteln kann!

Rhythmisches:

„Der Rhythmus, bei dem man mit muss"

1 Dirigent

Material

- keins (evtl. Rhythmusinstrumente)

5–10 Minuten

Organisationsform:
im Sitzkreis oder im Stehen

Ziel:
Konzentration schulen, Koordination fördern

Ablauf

Eine Person ist der Dirigent und legt eine rhythmisch festgelegte Abfolge aus Klatschen, Stampfen oder Schnipsen fest. Diese wird dann von der gesamten Gruppe übernommen und mehrmals wiederholt. Beherrschen alle die Abfolge, kommt ein neuer Dirigent an die Reihe. Achten Sie auf Freiwilligkeit: Keiner muss dirigieren! Sie sollten als Spielleitung ein paar flotte Rhythmen auf Lager haben!

Differenzierung

- **leichter:** kurze Abfolgen, viele Wiederholungen; knüpfen Sie den Rhythmus an Laute zum Mitsprechen, z. B. „Bambidi-bam"; klatschen Sie den Rhythmus von Tiernamen: Meerschweinchen, Schildkröte, Wellensittich etc. Auch kurze Zweizeiler eignen sich (vgl. Becher-Rap).

+ **schwieriger**: längere Abfolgen und schnelleres Tempo; ähnlich wie bei dem Spiel „Stille Post" wird ein Rhythmus durch die Reihe geschickt, den alle nacheinander nachmachen sollen. Am Ende wird der Rhythmus so, wie er angekommen ist, gemeinsam wiederholt.

2 Rundfunk

Material
- keins

ca.5–10 Minuten

Organisationsform:
im Sitzkreis

Ziel:
sich kennen lernen (Namen), Koordination trainieren, Reaktionsvermögen fördern

Ablauf

Folgender Bewegungsrhythmus wird langsam eingeführt, bis ihn die ganze Gruppe, ohne zu überlegen, nachmachen kann:

1	2	3	4
beide Hände klatschen auf die Oberschenkel	in die Hände klatschen	rechter Daumen zeigt hinter die rechte Schulter	linker Daumen zeigt hinter die linke Schulter
		eigenen Vornamen nennen	Namen eines anderen Teilnehmers nennen

Üben Sie mit der Gruppe zunächst nur die Bewegungsabfolge. Wenn sie diese gut beherrscht, kann die Namensnennung hinzukommen: Der Erste nennt seinen eigenen Namen (rechter Daumen) und ruft dann einen Teilnehmer aus der Gruppe auf (linker Daumen). Dieser fährt genauso fort: Klatschen – Daumen rechts (eigener Name) – Daumen links (Name eines Mitspielers). Das Spiel endet, wenn die Gruppe es, ohne zu stocken, beherrscht.

Differenzierung

\- **leichter:** langsames Tempo wählen; einen „Duda" als Joker einführen, der von Ihnen als Spielleitung zusätzlich bedient wird

\+ **schwieriger:** Steigerung des Tempos

3 Sitz-Aerobic

Material
- Musik im 4/4-Takt
- pro Teilnehmer ein Stuhl

beliebig

Organisationsform:
2 bis 3 Stuhlreihen (versetzt hintereinander – mit etwas Abstand), davor ein Stuhl für die Übungsleitung (evtl. der Gruppe zugewandt)

Ziel:
Koordination schulen, Herz-Kreislauf-System anregen, Gelenke mobilisieren

Ablauf

Die rhythmische Koordination von Arm- und Beinbewegungen zu motivierender Musik soll hier im Mittelpunkt stehen.
Anders als bei Sitztänzen muss keine feste Abfolge einstudiert werden: Die jeweiligen Wechsel finden mittels Vormachen und auf Zuruf statt. Deshalb ist es wichtig, dass die Übungsleitung von allen Teilnehmer gut gesehen und auch gehört werden kann.

Im Internet finden Sie verschiedenste Videoanleitungen für Sitz-Aerobic mit älteren Menschen. Daneben möchte ich Ihnen hier einige einfache Beispiele geben, die an bekannte Bewegungsformen anknüpfen und assoziativ richtig durchgeführt werden, ohne dass lange und komplizierte Erläuterungen notwendig wären.

Grundposition:
aufrecht auf dem Stuhl sitzend (dazu mit dem Gesäß leicht nach vorne rutschen), die Füße stehen parallel nebeneinander auf dem Boden (ganze Fußsohle), die Hände liegen locker auf den Oberschenkeln oder können bei Bedarf seitlich am Stuhl zum Festhalten genutzt werden

Beinbewegungen:
- Fersen anheben und wieder absenken
- Zehenspitzen anheben und wieder absenken

- gleichzeitig rechts den Ballen, links die Ferse anheben
- Beine grätschen und schließen
- abwechselnd ein Bein vor (strecken, mit der Ferse vorne aufsetzen)
- marschieren (laufen am Platz, Knie dabei heben, Arme schwingen seitlich mit)
- Bein zur Seite strecken, wieder zurück
- Bein über kreuz schwingen und zurück
- ein Fuß kickt nach vorn (in Verlängerung des Oberschenkels, Fußspitzen anziehen)

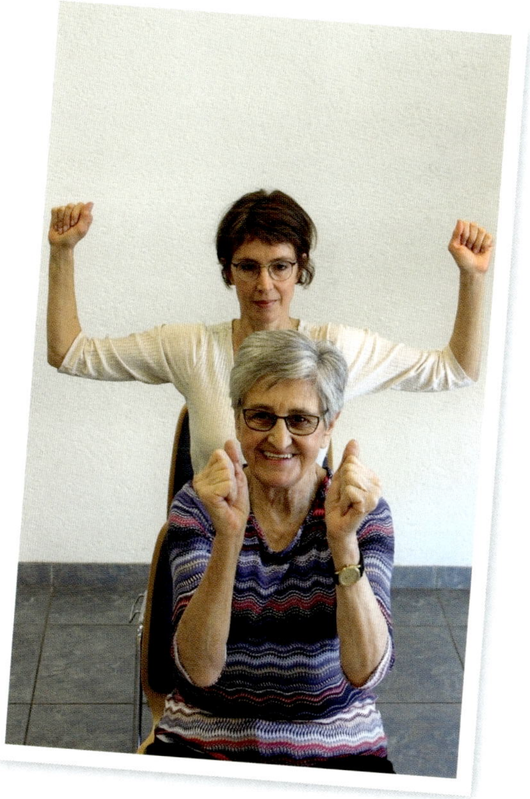

Armbewegungen:
Alle Armbewegungen lassen sich mit dem „Marschieren“ oder anderen Beinbewegungen kombinieren, sollten aber zunächst isoliert eingeführt werden:
- „Äpfel pflücken“: Arme hoch über den Kopf ausstrecken und nach Fantasie-Äpfeln greifen; weitere Äpfel seitlich pflücken: rechte Hand nach links oben ausstrecken, linke Hand nach rechts oben
- Armkreisen jeweils mit einem Arm (Fenster putzen) auf verschiedenen Ebenen
- Arme abwechselnd nach vorne führen (z. B. Boxen)
- Schwimmbewegung (Brust- und Kraulschwimmen)
- Arme als Schmetterlingsflügel seitlich ausbreiten und schließen
- Beine und Arme parallel: ausbreiten und schließen

Tipp

Sprechen Sie die Anweisungen laut und deutlich zur Musik!

Nutzen Sie zahlreiche Wiederholungen (z. B. erst achtmal rechts, dann Wechsel auf links) und Tempowechsel (halb so schnell/doppelt so schnell).

Denken Sie daran, die Belastungsphase nicht zu lang auszudehnen und genügend Erholungsphasen einzubauen.
In einer Erholungsphase können leichte Dehnübungen gemacht werden.

4 Im Frühtau zu Berge

Material
- keins (evtl. Liedtext)

ca. 15 Minuten plus Einführung des Liedes

Organisationsform:
im Stuhlkreis sitzend

Ziel:
Koordination fördern, Wahrnehmungsfähigkeit verbessern, Spaß an Bewegung

Ablauf

Das Lied „Im Frühtau zu Berge" soll gemeinsam gesungen und als Thementanz in rhythmische Bewegung umgesetzt werden.
Zunächst sollten Sie das Lied einmal gemeinsam singen. Den Teilnehmern wird es sicherlich bekannt sein. Nun können Sie die einzelnen Verse mit Bewegung verknüpfen. In der Regel sollte in einer Übungseinheit nicht mehr als eine Strophe neu erarbeitet werden (kleine Lernabschnitte, viele Wiederholungen). So stellen sich bei jedem Teilnehmer Erfolgserlebnisse ein, die entscheidend die Motivation für diese Bewegungsform beeinflussen. Passen Sie also die Geschwindigkeit immer dem Lerntempo Ihrer Gruppe an!

Die erste Strophe könnte dann folgendermaßen umgesetzt werden (erst im Sprechen, dann im Singen):

Liedtext in Lernabschnitten	Basisbewegung	Differenzierung leichter -	Differenzierung schwieriger +
Im Frühtau zu Berge wir ziehn,	Wanderbewegung: mit den Füßen am Platz laufen, Arme schwingen angewinkelt neben dem Körper mit,	nur die Fersen abwechselnd anheben (mit oder ohne Armbewegung),	Basisbewegung,
fallera,	2x mit den Händen auf die Oberschenkel klatschen (faller-ra)	2x in die Hände klatschen,	aufstehen und wieder setzen,

es grünen die Wälder und Höhn, fallera.	1x in die Hände klatschen, beide Arme nach vorn ausstrecken, dann nach oben, 2x mit den Händen auf die Oberschenkel klatschen.	beide Arme beschreiben eine Erdkugel (Kreis von oben nach unten) 2x in die Hände klatschen.	Basisbewegung, beide Fersen in die Mitte strecken und wieder zurückführen, aufstehen und setzen.
Wir wandern ohne Sorgen singend in den Morgen,	Wanderbewegung, s. o., jeweils 1x klatschen: • auf die Oberschenkel • in die Hände • seitlich in die Hände der beiden Sitznachbarn rechts und links,	Wanderbewegung (ohne Klatschen)	Basisbewegung 1x klatschen: • Oberschenkel • Hände, über kreuz klatschen: „Mor-" (rechte Hand zum linken Partner), „-gen" (linke Hand zum rechten Partner),
noch ehe im Tale die Hähne krähn.	• 1x auf die Oberschenkel, • 1x in die Hände, • 3x in die Hände der Nachbarn.	s. Basisbewegung	1x klatschen auf Oberschenkel, 1x in die Hände, re. über kreuz, li. über kreuz, dann mit beiden Händen seitlich in die Hände der Nachbarn.

Tipp

Dieses Lied verfügt über keinen wiederkehrenden Text oder Refrain. Trotzdem müssen bei den Bewegungen unbedingt Wiederholungen eingebaut werden!

Verändern Sie bei den weiteren Strophen deshalb nur den Anfang und behalten Sie die übrigen Bewegungsformen bis zum Ende bei.

Für die Auswahl solcher Sitztänze zum Mitsingen eignen sich viele bekannte Volkslieder („Hoch auf dem gelben Wagen", „Alleweil ein wenig lustig"), ebenso Lieder mit Refrain („Wir lieben die Stürme") oder auch Lieder, die dann im Kanon gesungen und geklatscht

werden können („Froh zu sein bedarf es wenig", „Heut kommt der Hans zu mir", „Es tönen die Lieder").
Ein echtes Highlight ist das Singen dieser Kanons oder Quodlibets, wenn Sie dabei zwei ineinander liegende Stuhlkreise bilden, die dann mit versetztem Einsatz beginnen und trotzdem im Rhythmus bleiben!

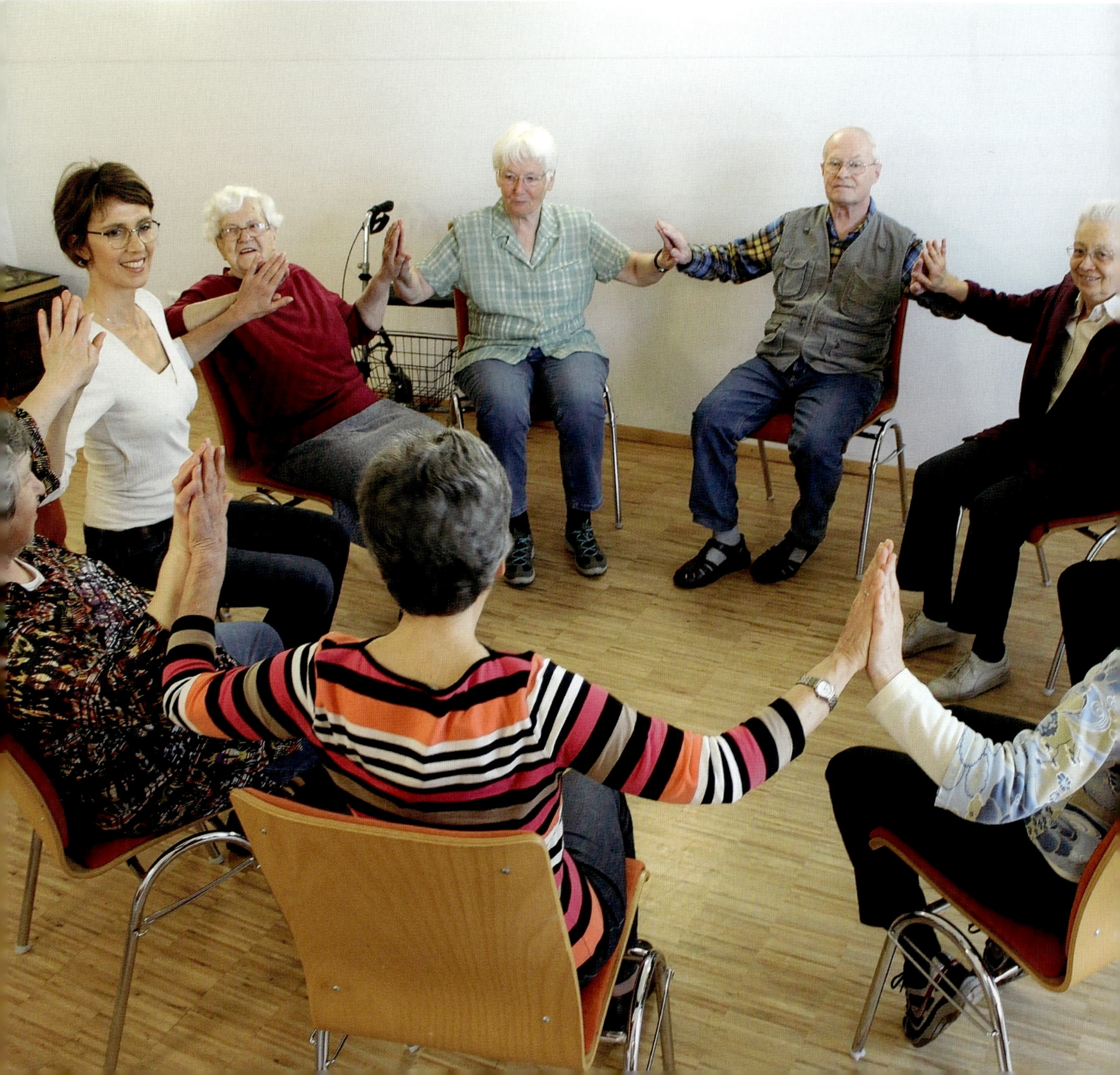

Liedtext „Im Frühtau zu Berge“

Im Frühtau zu Berge wir ziehn, fallera,
es grünen die Wälder und Höh’n, fallera.
Wir wandern ohne Sorgen
singend in den Morgen,
noch ehe im Tale die Hähne krähn.

Ihr alten und hochweisen Leut,
ihr denkt wohl, wir sind nicht gescheit?
Wer wollte aber singen,
wenn wir schon Grillen fingen
in dieser herrlichen Frühlingszeit?

Werft ab alle Sorge und Qual
und wandert mit uns aus dem Tal!
Wir sind hinaus gegangen,
den Sonnenschein zu fangen:
Kommt mit und versucht es auch selbst einmal!

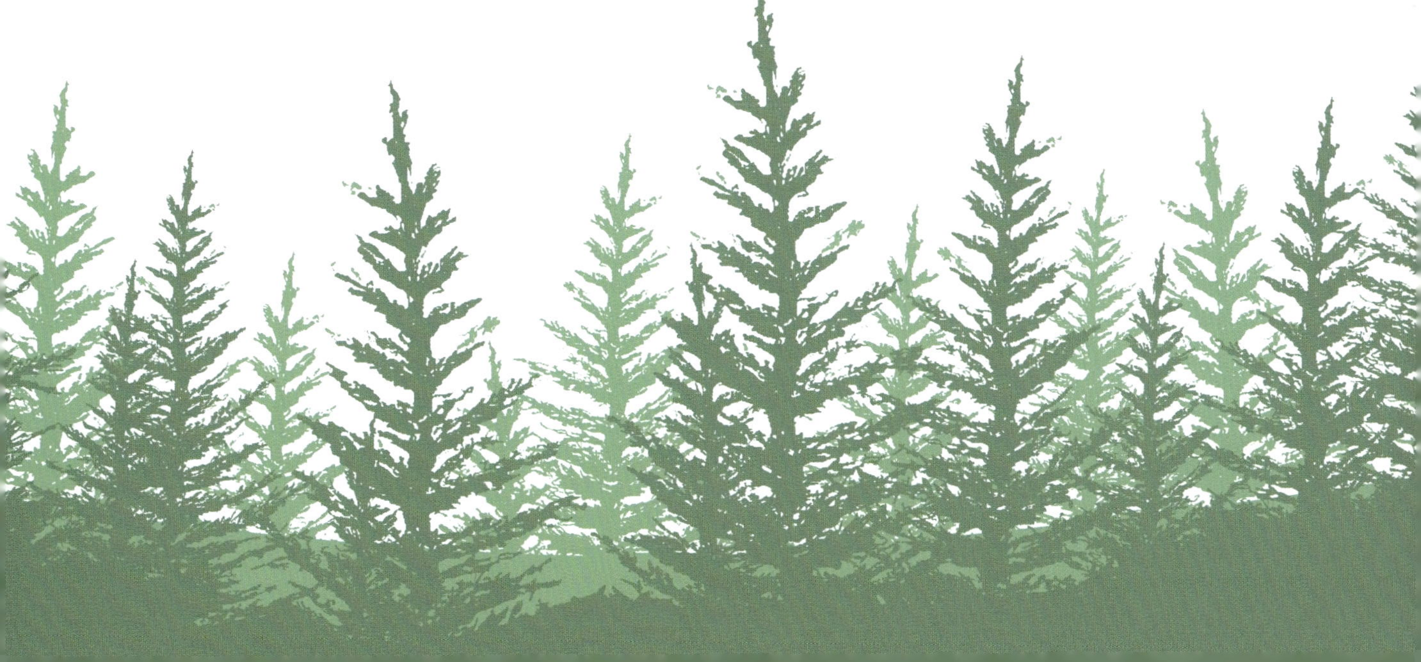

5 Rosen-Walzer

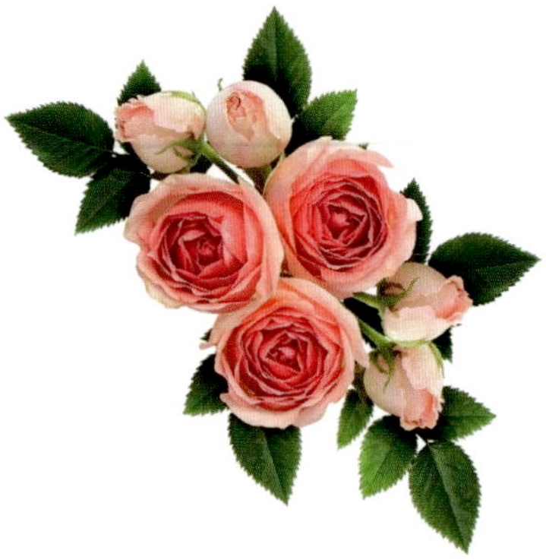

Material

- Musik im ¾-Takt (z. B. CD mit CD-Player)
- pro Teilnehmer eine gebastelte Rose (z. B. aus Servietten, mit Tape umwickelt) oder ein Tuch

ca. 15–20 Minuten
plus Einführung

Organisationsform:
im Sitzkreis

Ziel:
Koordination schulen, Beweglichkeit der Gelenke fördern, Freude an der Musik

Ablauf

Auf eine bekannte Walzermelodie im ¾-Takt wird eine gemeinsame Bewegungsfolge als Sitztanz erarbeitet. Alternativ können auch einzelne Bewegungsformen beliebig auf Zuruf erfolgen, ähnlich wie beim Square Dance.

Der Einsatz von Tüchern oder farbenfrohen „Rosen" als optischer Reiz wirkt besonders motivierend und erweitert ganz spielerisch den Bewegungsradius.

Tipps zur Vorgehensweise bei der Vermittlung eines Sitztanzes

1. Zur Vorbereitung: Wählen Sie ein bekanntes Musikstück aus, unterteilen Sie es in einzelne Abschnitte und beschreiben Sie dazu verschiedene Bewegungsfolgen mit kurzen Begriffen, die Ihre Gruppe dann später auf Zuruf umsetzen kann, zum Beispiel: „Arme vor, zurück". Dies dient zur Strukturierung des Stückes, dessen Ablauf Sie im Kopf haben sollten. Verwenden Sie kürzere Bewegungsfolgen im Wechsel mit längeren Bewegungsfolgen. Arbeiten Sie mit zahlreichen Wiederholungen!

2. Stellen Sie jede Bewegung den Teilnehmern zuerst vor und rhythmisieren Sie sie, indem Sie dazu im ¾-Takt klatschen oder zählen.

3. Beginnen Sie langsam und steigern Sie das Tempo, bis schließlich die Choreografie auch auf Musik gelingt. Unterstützen Sie die Teilnehmer mit Bewegungsansagen.

4. Wichtig ist außerdem, dass jeder Teilnehmer Freude an diesem beschwingten Miteinander hat und nicht über individuelle Grenzen hinaus geht. Wenn Sie also bemerken, dass ein Teilnehmer überfordert ist, sollten Sie immer auch alternative vereinfachte Bewegungsformen zeigen können, die parallel ausgeführt werden dürfen.

Ideen zur Bewegung im Walzertakt

*Armbewegungen im ¾-Takt (***1** *-2-3):*

- ein Arm schwingt mit einer Rose oder einem Tuch hoch und wieder herunter; anschließend Armwechsel
- wie zuvor, aber beide Arme schwingen hoch, und bei jedem Hochschwingen wechselt die Rose oder das Tuch in die andere Hand
- Rose oder Tuch hoch über den Kopf halten, dann den Arm abwechselnd nach links und rechts schwingen (Scheibenwischer); Armwechsel
- beide Arme schwingen zur Seite, einmal zum rechten Partner, dann zum linken Partner
- den Seitschwung beider Arme (s. o.) in eine Kreisbewegung umwandeln, erst nach rechts, dann nach links
- zwischendurch Blume oder Tuch auf dem Schoß ablegen und klatschen (auf: 2-3)
- dann schunkeln und klatschen (rechts-2-3, links-2-3)
- Rose durch die Reihe weiterreichen: Die Arme schwingen auf (1-2-3) und wieder zu (1-2-3); dabei reicht die rechte Hand die Blume an den rechten Nachbarn weiter, die linke Hand bekommt gleichzeitig eine neue Blume vom linken Nachbarn angereicht. Wenn die Arme anschließend wieder zuschwingen, wechselt die Blume von der linken in die rechte Hand. Dieses schöne Gemeinschaftserlebnis mit Musik lässt sich je nach Lust und Laune wiederholen.

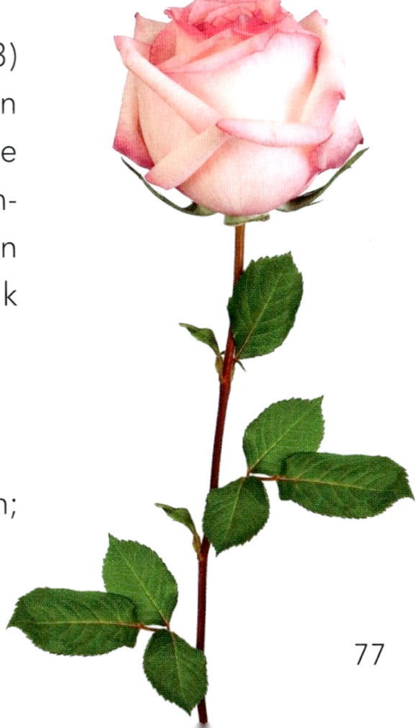

Bewegungen für Füße und Beine:

- abwechselnd rechtes Bein zur linken Seite schwingen und abstellen; linkes Bein zur rechten Seite schwingen und abstellen

- Füße im Walzerschritt bewegen:
  (1) rechten Fuß nach vorn; (2) linken Fuß mit etwas Abstand danebensetzen; (3) rechten Fuß neben den linken stellen. Dann (1) linken Fuß nach hinten; (2) rechten Fuß mit etwas Abstand danebensetzen; (3) linken Fuß neben den rechten stellen. Diese Abfolge im Takt wiederholen. Viele Teilnehmer kennen dazu vielleicht noch die Tanzschulanweisungen: **Vor, seit, ran – rück, seit, ran.**

Differenzierung

- **leichter:** vereinfachter Walzerschritt:
  vor (re.), **vor** (li.), **stampf** (re.) – **rück** (li), **rück** (re), **stampf** (li)

  Wenn dieser Schritt erlernt wurde, können Sie die Ansage variieren und ein Tippen mit den Zehenspitzen einführen: **Vor, tipp, tipp – rück, tipp, tipp**. So bleibt der Charakter des Walzers besser erhalten!

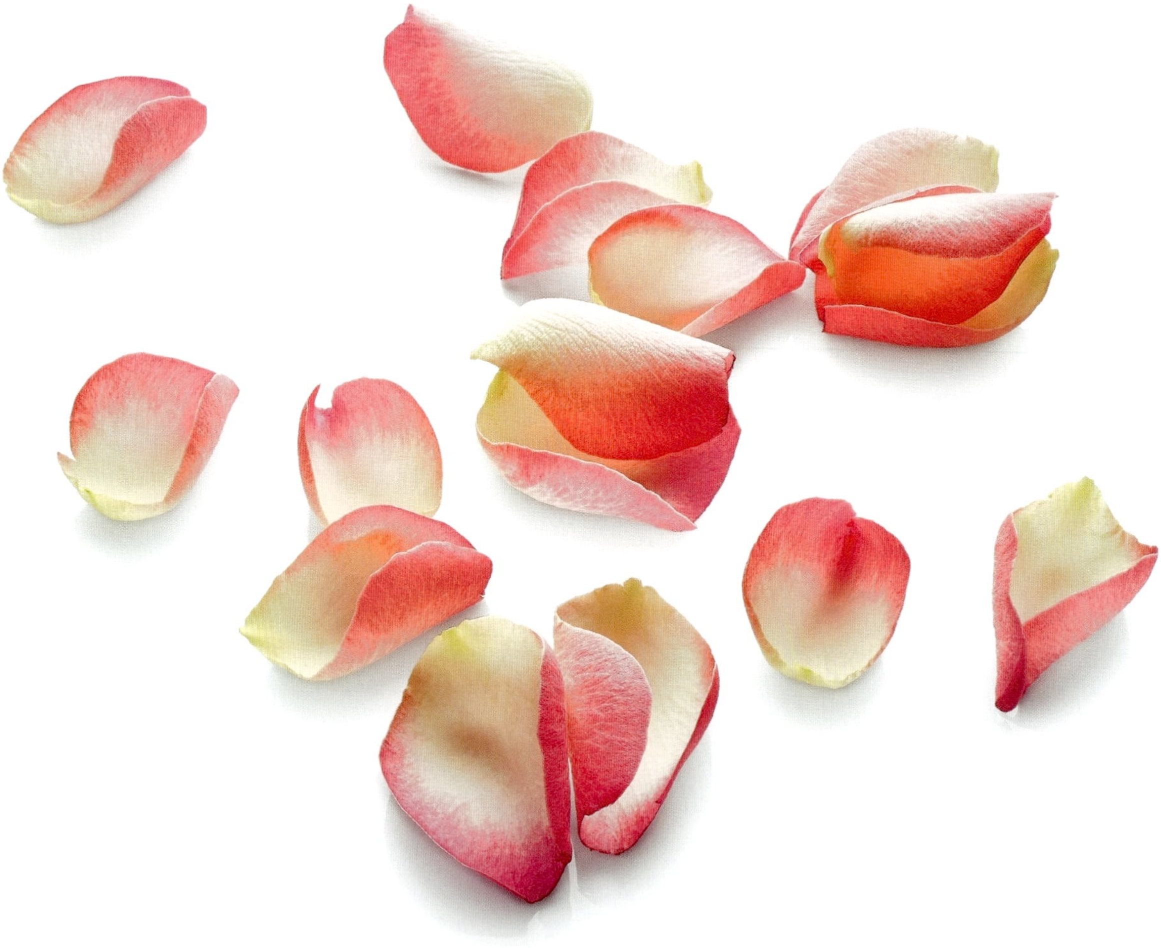

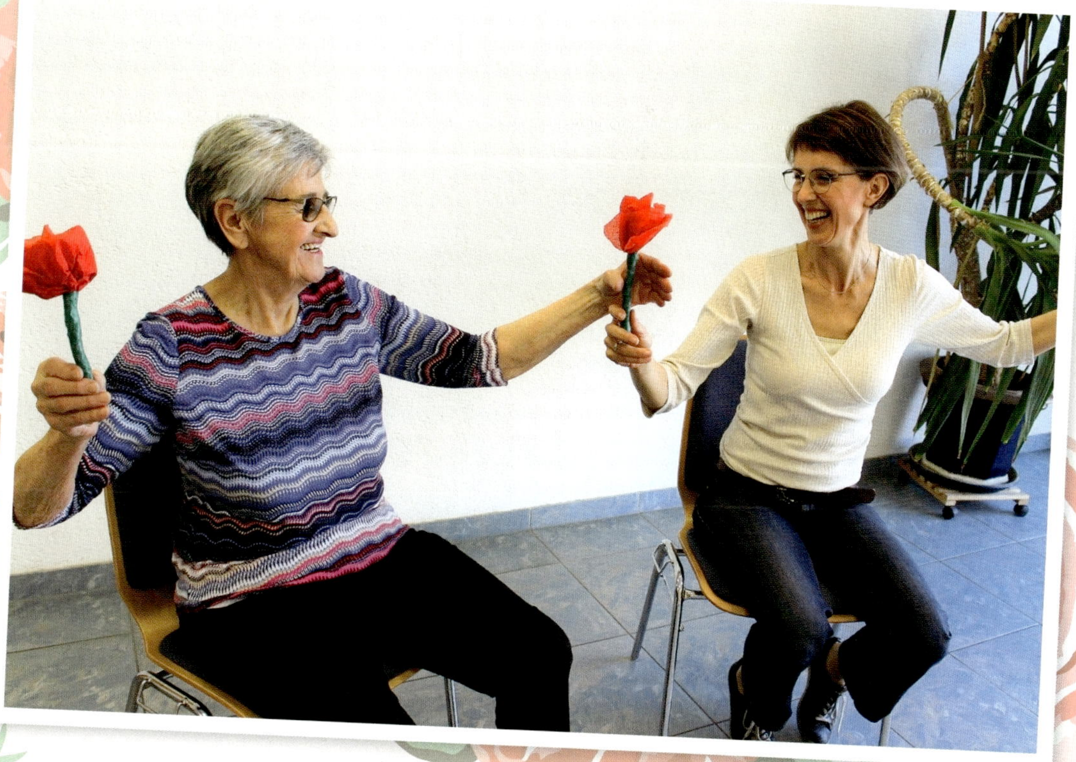

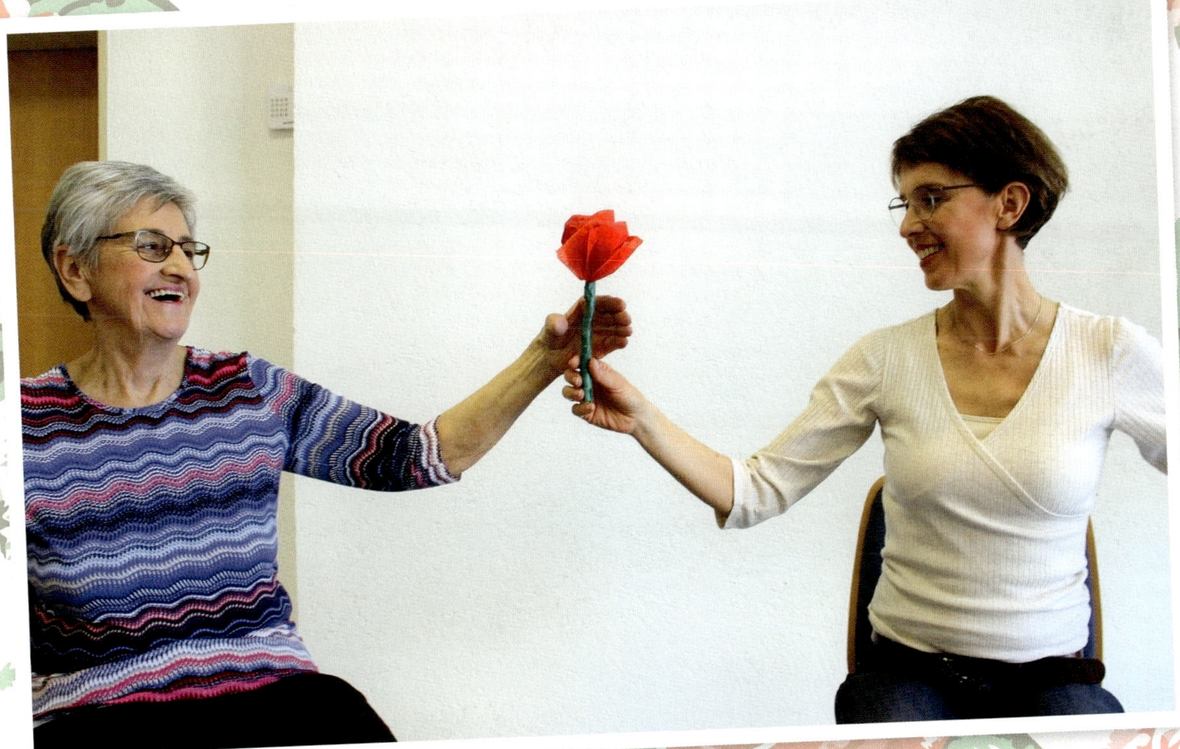

Gruppentänze mit und ohne Gehhilfe:

„Brüderchen, komm, tanz mit mir"

Wenn Sie mit älteren Menschen einen Tanz einüben wollen, sollten Sie abschnittsweise vorgehen, erst ohne, später mit Musik. Wichtig ist, dass Sie Ihre Teilnehmer im Blick haben und darauf achten, ob sich jemand überfordert fühlt. Sie können dann für Einzelne kleine Vereinfachungen anbieten: halbes Tempo, Alternativen zu Drehungen, bei Schmerzen andere bzw. kleinere Bewegungen.

Teilnehmer mit Rollator brauchen etwas mehr Platz als andere. Achten Sie deshalb auf eine sinnvolle Positionierung und ausreichende Abstände innerhalb der Gruppe. Eine weitere Möglichkeit ist das Bilden eines eigenen Innentanzkreises für die Teilnehmer mit Rollator. Hier können auch die Tanzformen ohne Weiteres nach ihren Möglichkeiten variiert werden.

Tipp

Für den gemeinsamen Einsatz zu Beginn des Tanzes ist es wichtig, dass alle genug Zeit haben, um sich auf den Start einzustellen. Deshalb ist es sinnvoll, dass Sie einen Takt im Voraus laut mitzählen und dann deutlich das Zeichen zum Einsatz geben.

1 Blocktanz

Material

- Musik im 4/4-Takt

nach Belieben (mit Einführung ca.15 Minuten)

Organisationsform:
Aufstellung im Raum in Reihen hintereinander, auf Lücke, jeder für sich, Blocktanz

Ziel:
Koordination fördern, Merkfähigkeit trainieren (Abfolge), Freude an der Musik

Ablauf

Eine einfache Bewegungsabfolge wird einstudiert, die auf nahezu jede Musik im 4/4-Takt getanzt werden kann. Diese Form des Tanzes eignet sich vor allem zum Aufwärmen, da hier kurze Abfolgen immer wieder von vorn beginnen. Lediglich das Ende variiert mit einer Drehbewegung (1/4 bis 1/2 Drehung), sodass der gleiche Tanz nun in eine andere Richtung getanzt wird. Dies schult vor allem die Orientierungsfähigkeit.
Jeder tanzt dabei für sich und sollte nach 4 bzw. 2 Durchgängen wieder in der ursprünglichen Startposition angekommen sein!

Tipp

Nutzen Sie die **hervorgehobenen** Beschreibungen, die als Bewegungsanleitung dienen und auch als Hilfestellung für Sie als Übungsleiter gedacht sind!

Durch das Mitsprechen im Takt der Bewegung prägen sich Abfolgen besser ein und können auf Zuruf wieder abgerufen werden!

Beispiel für einen Block- bzw. Partytanz im 4/4-Takt

1.+ 2. Takt: **Vor, 2, 3, tipp – rück, 2, 3, tipp**
Das bedeutet:

1. Takt:	4 Schritte nach vorn:	re, li, re, tipp
2. Takt:	4 Schritte zurück:	li, re, li, tipp

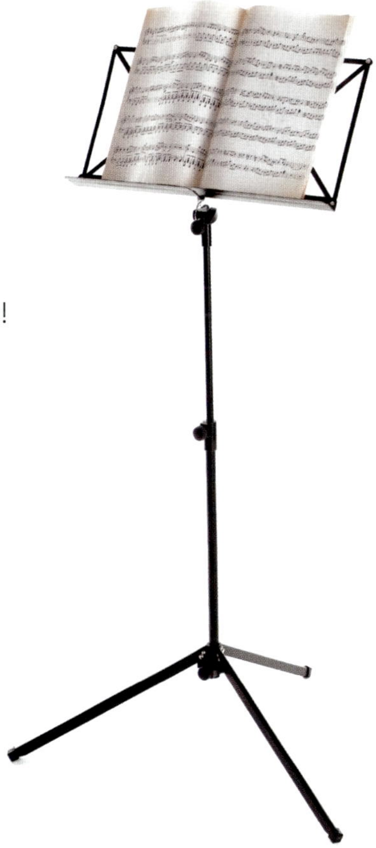

Achtung:
Bei „tipp" wird der Fuß nur leicht aufgesetzt, aber nicht belastet!

3.+ 4. Takt: **Seit, kreuz, seit, tipp – seit, kreuz, seit, tipp**
3. Takt:
Rechts: Schritt zur Seite,
linken Fuß kreuzen (vorne oder hinten),
rechts: Schritt zur Seite,
links: tipp
4. Takt:
links: Schritt zur Seite,
rechten Fuß kreuzen,
links: Schritt zur Seite,
rechts: tipp

5. Takt: **Vor, klatsch, rück, klatsch**
Oberkörper bewegt sich mit:
rechts: Schritt nach vorn
links: Schritt weit nach vorn, nur mit den Zehenspitzen auftippen, dabei Oberkörper nach hinten lehnen, klatschen
links: Schritt zurück
rechts: Schritt nach hinten, nur mit den Zehenspitzen auftippen, dabei Oberkörper nach vorn neigen, klatschen

6.Takt: **Vor, drehen, seit, ran**
rechts: Schritt nach vorn
auf dem rechten Fuß: ¼-Drehung nach rechts; linke Fußspitze tippt neben rechtem Fuß auf
links: Schritt zur Seite
rechts: Fuß an den linken ranziehen.
Mit rechts wieder von vorn beginnen. Wird diese Abfolge viermal getanzt, befinden sich die Tänzer wieder in der Ausgangsposition.

Tipp

Um Schwindel vorzubeugen, achten Sie darauf, dass die Tänzer möglichst nicht nach unten schauen.

Differenzierung

- **leichter:** wenige Drehungen, langsames Tempo wählen, viele Wiederholungen;

  Takt 3 + 4: statt kreuzen: Füße schließen (rechts, links, rechts, tipp; zurück genauso, mit links starten)
  Takt 5: rechts: Schritt vor, links ran und dabei klatschen, und wieder links zurück, rechts ran und dabei klatschen
  Takt 6: wie zuvor, aber ohne Seitbewegung:
  rechts: Schritt nach vorn,
  links: Schritt nach vorn,
  rechts: Schritt nach vorn mit 1/4 Drehung nach rechts,
  linken Fuß ranziehen
  Vor, vor, drehen, ran

\+ **schwieriger:** parallele Armbewegungen zur Schrittfolge;
Klatschen in Kombination mit Bewegung, z. B. als Variation zu Takt 5:
rechts: Schritt vor, dann linkes Bein hochziehen und daraufklatschen, und wieder links zurück, rechtes Bein hochziehen und daraufklatschen (Balancetraining!)

Mit Gehhilfe:
Tänze in Linienform lassen sich mit ihren geradlinigen Vor- und Rückbewegungen sehr gut auch mit dem Rollator tanzen, weshalb hier nahezu alle Bewegungen übernommen werden können.
Wählen Sie bei Bedarf Bewegungsalternativen zu Seitbewegungen (3.+ 4. Takt), die folgendermaßen aussehen könnten:
3. Takt:
stampfen am Platz (re, li),
dann Knie leicht beugen und dabei Hüfte und Knie zur Seite drehen, und wieder zurück
(Wiederholung zur anderen Seite)
Die Seitbewegung ist manchen Teilnehmer vielleicht aus der Skigymnastik bekannt. Oberkörper und Kopf sollen sich nicht mitdrehen!

Bei Drehungen mit Rollatoren besteht erhöhter Platzbedarf. Vermeiden Sie Zusammenstöße, indem Sie auf ein ausreichendes Raumangebot achten.

Tipp

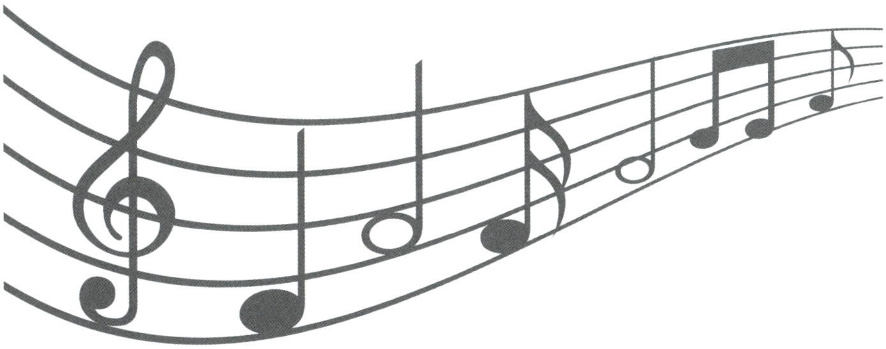

5 Polka

Material
- Musik 2/4-Takt

ca. 15–20 Minuten
mit Einführung

Organisationsform:
in 2 Kreisen (Innenkreis, Außenkreis), paarweise gegenüber

Ziel:
Koordination schulen, Orientierungsfähigkeit fördern, Freude an der Musik

Ablauf

Die Polka mit ihrer fröhlichen Musik gehört zu den schnelleren, lebhaften Tänzen. Genau deshalb wirkt sie sehr motivierend und macht gute Laune.

- Beim Einüben der Schritte sollten Sie die **hervorgehobenen Anweisungen** erst langsam mitsprechen.
- Üben Sie in einzelnen Abschnitten und setzen Sie diese dann in schnellerem Tempo zusammen.
- Sprechen Sie die Anweisungen schließlich auch begleitend zur Musik.

Im Innenkreis stehen, nach außen gewandt, die „Herren". Im Außenkreis stehen ihnen die „Damen" gegenüber. Diese Bezeichnungen sollten Sie auch bei reinen Frauengruppen beibehalten, um später die unterschiedlichen Bewegungsrichtungen der Partner besser vorgeben zu können.

Die Tanzhaltung kann hier ganz klassisch sein oder etwas lockerer: Die Tanzpartner strecken ihre Arme nach vorne und halten sich an den Händen. Nun beginnt der erste Schritt am Platz:

Hacke, Spitze, Hacke, Spitze
Männer starten mit links, Frauen mit rechts:
Fuß im Wechsel erst mit der Ferse (Hacke), dann mit der Spitze auftippen

Wechsel-, Wechsel-, Wechselschritt
Männer: linker Fuß geht zur Seite, rechter Fuß schließt ran (1 Wechselschritt); insgesamt 3x.
Frauen gegengleich: rechter Fuß geht zur Seite, linker Fuß schließt ran, insgesamt 3x.

Wiederholung zur anderen Seite:
Hacke, Spitze, Hacke, Spitze
Wie oben, aber nun mit dem anderen Fuß am Platz.

Wechsel-, Wechsel-, Wechselschritt
Wie oben, aber zur jeweils anderen Seite.

Die Handhaltung wird nun gelöst, und es folgt ein Klatschteil. Die Partner heben die Hände, und einer klatscht die Handflächen des anderen:

Rechte Hand (2x mit der rechten Hand klatschen),
linke Hand (2x mit der linken Hand klatschen),
Oberschenkel (2x auf die eigenen Oberschenkel klatschen),
beide Hände (2x mit beiden Händen klatschen).

Zum Abschluss haken sich die Paare beieinander ein und drehen sich umeinander:
Und 1 und 2 und 3 und 4: rechts einhaken und umeinander drehen.
Und 1 und 2 und 3 und 4: links einhaken und umeinander drehen.

Dann beginnt der Tanz von vorn.
Hacke, Spitze, Hacke, Spitze …

Differenzierung

- **leichter:** Tempo rausnehmen: nur zwei Wechselschritte; im Klatschteil: jeweils nur 1x klatschen; Drehung reduzieren (nur 1/2 Drehung)

+ **schwieriger:** mit Platzwechsel nach der Drehung: Die Herren bleiben am Platz, die Damen wandern aus der Drehung einen Partner weiter, und die Abfolge beginnt von Neuem.

Mit Rollator (ohne Handfassung): Kreis-Aufstellung paarweise nebeneinander mit Blick in Uhrzeigersinn. Der rechte Partner („Herr") beginnt mit rechts, der linke Partner („Dame") mit links.

„Herr":
rechter Fuß: „Hacke, Spitze, Hacke, Spitze";
dann 4 Schritte nach vorn laufen: re, li, re, li;
½ Drehung am Platz nach rechts (immer vom Partner weg nach außen) und
linker Fuß: „Hacke, Spitze, Hacke, Spitze";
mit links 4 Schritte vorwärts: li, re, li, re;
„Dame":
Ebenso, aber entgegengesetzt (mit links beginnend).

Klatschteil im Stand: bleibt gleich;

statt Drehung: Die „Damen" gehen hinter ihrem Partner vorbei und um ihn herum zum nächsten „Herrn"; die „Herren" bleiben am Platz (Stampfen oder Klatschen am Platz).

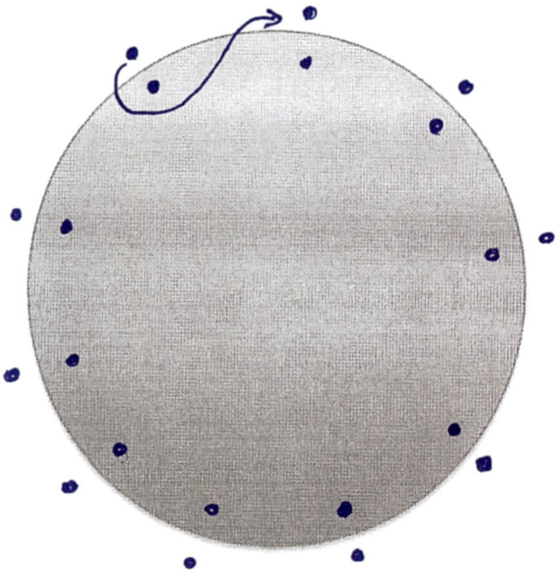

Achten Sie unbedingt auf großzügige Abstände und große Kreisformen, um Zusammenstöße zu vermeiden!

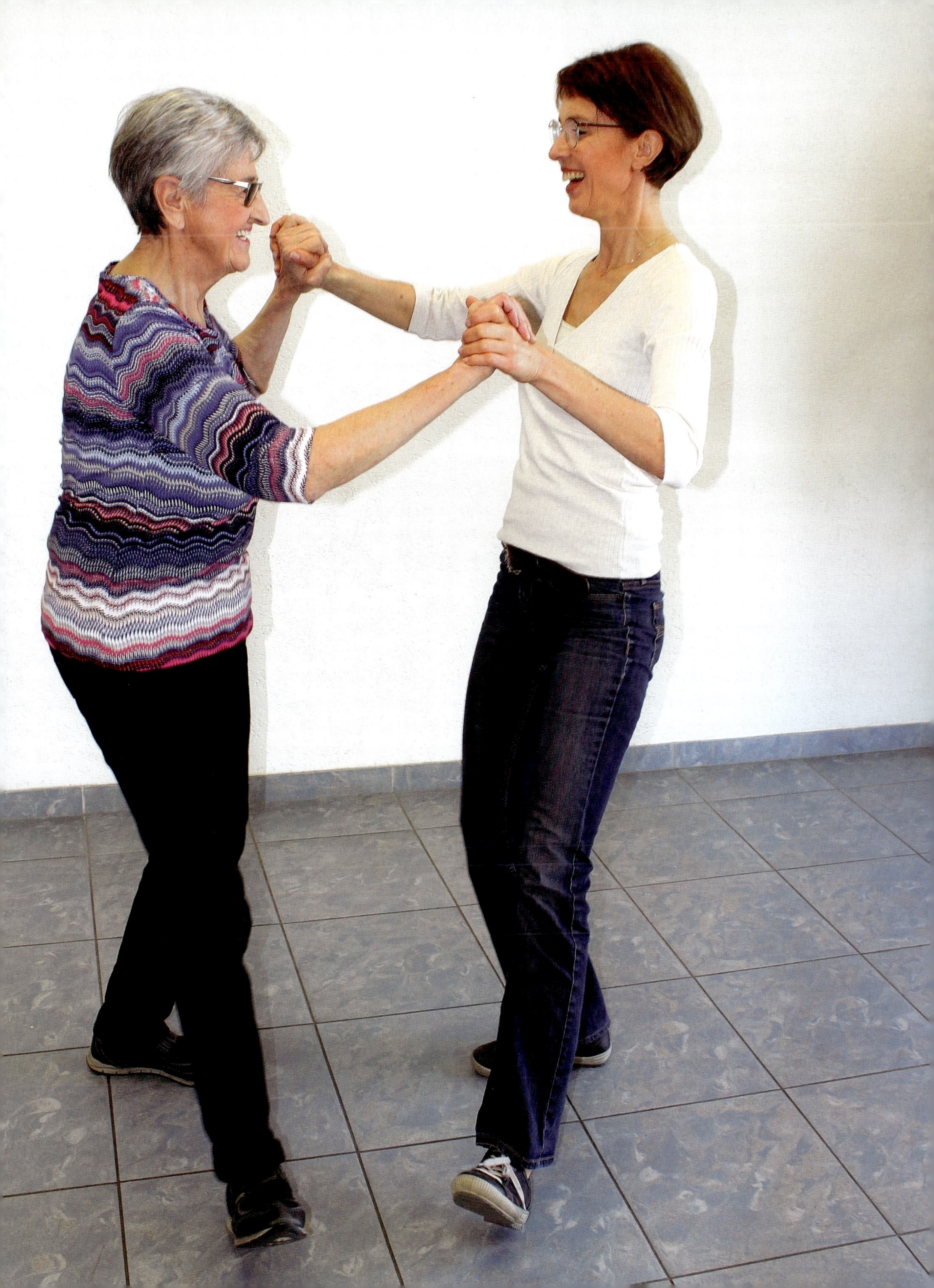

5 Rumba

Material
- Rumba-Musik im 4/4-Takt, nicht zu schnell

beliebig

Organisationsform:
paarweise gegenüber im Kreis

Ziel:
Koordination schulen, Orientierungsfähigkeit fördern, Freude an der Musik

Ablauf

Tanzen in geselliger Form ohne Leistungsdruck, ohne feste Tanzpartner und mit sehr viel Spaß! Die Tanzschritte von „Damen" und „Herren" müssen nicht gegengleich gelernt werden, sondern sind, bis auf die Bewegungsrichtung, für alle gleich.

Das verändert zwar den klassischen Grundschritt, trägt aber enorm zur Vereinfachung bei und hat große Vorteile bei der Vermittlung des Tanzes. Die Bezeichnungen „Herren" und „Damen" werden zum besseren Verständnis der Bewegungsrichtung trotzdem beibehalten.

Tanzhaltung:
Die Partner stehen sich in einem Innenkreis (Herren) und einem Außenkreis (Damen) gegenüber und fassen sich an den Händen. Rhythmisch ist der Grundschritt mit: **lang, kurz, kurz, lang**, zu beschreiben, was Sie akustisch auch folgendermaßen begleiten können:

Grundschritt: Seit, wie-ge, seit, wie-ge, seit ...
Begonnen wird mit einem langen Schritt zur Seite, dem sich ein Wiegeschritt nach vorn mit Gewichtsverlagerung (vor und wieder zurück) anschließt:

rechter Fuß: 1 Schritt zur Seite *(seit),*
linken Fuß nach vorn setzen, Gewicht auf vorderen Fuß verlagern *(wie-),*
Gewichtsverlagerung auf hinteren Fuß *(-ge)*
linker Fuß: 1 Schritt zur Seite *(seit)*

dann rechten Fuß nach vorn setzen, Gewicht auf vorderen Fuß *(wie-)*
Gewichtsverlagerung auf hinteren Fuß *(-ge),*
rechter Fuß: 1 Schritt zur Seite *(seit)*
usw.

Promenade: „Seit, öff-nen, seit, öff-nen …"
Die Partner tanzen einen Seitschritt, der Herr nach links, die Dame nach rechts! *(seit)*
Dann zweiten Fuß über den ersten kreuzen, dabei ¼-Drehung auf dem Platz machen, sodass beide Partner Schulter an Schulter nebeneinander stehen, äußere Hand lösen. Gewichtsverlagerung vor und zurück *(öff-nen),*
¼-Drehung zurück in Ausgangsposition, in der sich wieder beide Hände fassen *(seit).*
Anschließend gegengleich zur anderen Seite wiederholen.

Differenzierung

Damensolo: „Seit, dre-hen, seit"
Die Promenade kann von geübten Tänzerinnen in eine Drehung verwandelt werden. Dabei löst sich die Handhaltung.
Für die Damen hieße das:

rechter Fuß: 1 Schritt zur Seite *(seit)*
linken Fuß über den rechten kreuzen und Drehung am Platz; Füße bleiben am Boden *(dre-hen)*
linker Fuß: Schritt zur Seite *(seit)*

Partnerwechsel (seit, weiter-laufen-raus, weiter-laufen-seit)
Nur für die „Damen", die „Herren" pausieren oder klatschen im Takt am Platz:

Nach dem Seitschritt rechts und einer ¼-Drehung am Platz folgen im Rhythmus 6 Schritte nach vorn, die vor einem anderen Partner enden (je nach Gruppen- und Kreisgröße 2 bis 3 Partner weiter, vorher festlegen!). Dort kann dann wieder gemeinsam in doppelter Handfassung mit dem Grundschritt begonnen werden.

Nur die Damen:
seit: rechter Fuß: 1 Schritt zur Seite plus ¼-Drehung am Platz nach rechts
weiter-laufen - raus: links, rechts, links (vorwärts mit Blick nach außen)
weiter-laufen - seit: rechts, links, rechts (mit ¼-Drehung nach links und Blick zum neuen Partner). Handfassung.

Tipp

Lassen Sie nur in Ausnahmefällen zu, dass sich die Teilnehmenden als „Dame" oder „Herr" festlegen: Das hält den Einzelnen flexibler und hilft der Gruppe, die so auch mit „Herrenmangel" tanzfähig bleibt!

Mit Gehhilfe:
Für einen Paartanz mit Rollator sollten Sie, wenn möglich, gemischte Paare bilden (mit und ohne Gehhilfe), die sich gegenseitig unterstützen.

Bis auf das Damensolo können alle genannten Formen mit Gehhilfe und ohne Handfassung ausgeführt werden, benötigen allerdings ein sehr viel größeres Platzangebot durch den vergrößerten Bewegungsradius mit Rollatoren.

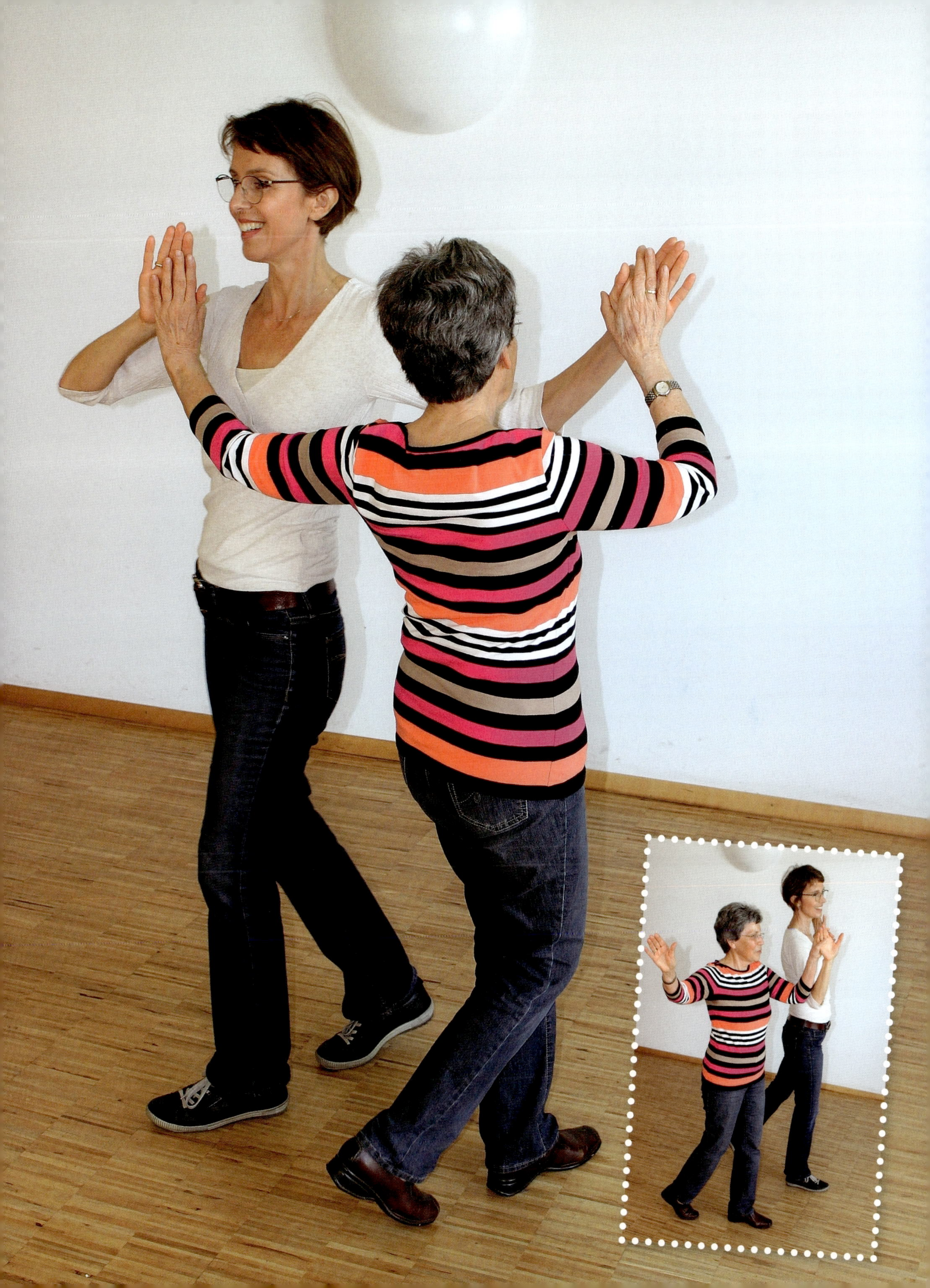

5 Sirtaki

Material
- Sirtaki-Musik im 2/4-Takt, nicht zu schnell

beliebig

Organisationsform:
gemeinsam in Kreis- oder Linienform

Ziel:
Koordination schulen, Gemeinschaftsgefühl entwickeln, Freude an der Musik

Ablauf

Wir starten eine Reise in den Süden mit Sonne, Meer, Ouzo, Alexis Sorbas und den Klängen des Sirtaki – Griechenland ist unser Ziel.
Der Sirtaki ist ein Gruppentanz und wird von Anfang an in der Gruppe vermittelt – in Kreis- oder Linienform. Getanzt wird in der T-Haltung: Die Arme liegen auf den Schultern der Nachbarn links und rechts.
Da im Seniorenbereich diese Tanzhaltung oft Mühe bereitet, kann auch eine alternative Form wie das Einhaken oder An-der-Hand-Halten gewählt werden. Wichtig bei einen Gruppentanz ist der Ausdruck der Nähe und Verbundenheit untereinander, die sich auch in der Tanzhaltung widerspiegeln sollen.

Nachfolgend finden Sie keine komplett ausgearbeitete Tanzchoreografie, sondern verschiedene Bewegungsbausteine, die Sie, je nach den Möglichkeiten Ihrer Gruppe, wie Puzzle-Teile zusammensetzen können.

Tipp

Achten Sie bei der Auswahl der Musik auf ein für Ihre Gruppe angemessenes Tempo, das natürlich gesteigert werden kann, wie es für den Sirtaki so typisch ist. Die Musik muss dann aber rechtzeitig abgebrochen werden, um Überforderungen zu vermeiden.

Wenn das Tempo den Höhepunkt erreicht, sind auch ganz einfache Bewegungsformen wie Gewichtsverlagerungen oder Stampfen möglich. So können die meisten mithalten.

Der Tanz kann andererseits auch in halbem Tempo getanzt werden; oder manche Bewegungen können so stark verlangsamt werden, dass sie über mehrere Takte vergeteilt werden.

Bewegungsideen für einen Sirtaki

- **„Seit-tipp"**:
  rechter Fuß: 1 Schritt zur Seite,
  linken Fuß heranziehen und auf dem Boden auftippen (= 1 Takt);
  dann in die andere Richtung wiederholen (linker Fuß: zur Seite, rechts: tipp).

- **„Seit-kick"**:
  rechter Fuß: 1 Schritt zur Seite;
  linker Fuß: schwingt nach rechts über Kreuz (kick) (= 1 Takt);
  dann in die andere Richtung wiederholen: (linker Fuß: zur Seite, rechts: kick).

- **„Seit-ran-seit-ran"**:
  rechter Fuß: 1 Schritt nach rechts;
  linker Fuß: neben den rechten setzen;
  genauso wiederholen. (Ansage zum Richtungswechsel ist möglich.)

- **„Seit-ran-seit-tipp":**
  siehe oben: **„Seit-ran"** und **„Seit-tipp"** kombinieren.

- **„Seit-kreuz-seit-kick":**
  rechter Fuß: 1 Schritt nach rechts;
  linker Fuß: über den rechten kreuzen und aufsetzen;
  rechter Fuß: 1 Schritt nach rechts;
  linker Fuß: Kick nach rechts (s. o.)
  (Richtungswechsel möglich.)

- **„Seit-vorne-seit-hinten"** (einmal vorne, einmal hinten kreuzen): wie oben „Seit-kreuz", aber der linke Fuß kreuzt erst vor dem rechten Fuß und dann hinter dem rechten Fuß.
  (Richtungswechsel möglich.)
  Als Abschluss nach dem Kreuzen: *Seit-tipp* oder *Seit-kick*. Möglich ist auch ein Seitschritt mit kurzer angedeuteter Kniebeuge.

Differenzierung

Ideen zur Differenzierung mit Gehhilfe

1. Tanzhaltung:
Grundsätzlich kann überlegt werden, ob die einander stützende Tanzhaltung beim Sirtaki die Gehhilfe ersetzen kann – das muss individuell abgeschätzt werden.

Eine andere Möglichkeit ist das Vorbereiten eines Stuhlkreises, hinter dem sich die Tänzer aufstellen. Die Stuhllehnen können einen leichten Halt bieten. (Achtung, dies ist kein Ersatz für einen Rollator und kann nur leichte Hilfestellung bieten!)
Oder Sie halbieren Ihre Gruppe und teilen sie auf in „Tänzer" und „Sitzer" (quasi als „Stuhlbeschwerer"). Für die „Sitzer" stellen Sie einen kleinen Sitztanz mit Klatschrhythmus zur Musik zusammen (Ideen hierzu: siehe „Sitz-Aerobic", „Rosenwalzer" usw.). Nach Ihrer Ansage wechseln Tänzer und Sitzer danach ihre Positionen.

2. Bewegungsformen mit Rollator:
Eine mögliche Integration des Rollators in den Tanzkreis ist bei vielen Figuren möglich. So können alle Seitschritte (etwas enger getanzt) mit anschließendem „Tipp" oder „Kick" übernommen werden.

Nutzen Sie unterschiedliche Bewegungsrichtungen: auch rückwärts und vorwärts statt seitwärts; leicht in die Knie gehen mit seitlicher Hüftbewegung; klatschen. Die Gehhilfe bietet Sicherheit, und der Tanz ist mit seinen mehrdimensionalen Möglichkeiten eine ideale Sturzprophylaxe-Übung!

3. Raumwege:
Aus dem Wechsel der Aufstellungsformen ergeben sich schöne Gemeinschaftstänze mit Rollatoren.

Beispielsweise kann mit einer Aufstellung in zwei Linien, die sich versetzt gegenüber stehen, begonnen werden. Die Seitwärtsbewegung wird durch eine Vorwärtsbewegung ersetzt, sodass sich die Tänzer aufeinander zubewegen und schließlich eine Reihe bilden.

Nach einer ¼-Drehung bewegen sie sich dann in einer Linie hintereinander in dieselbe Richtung und wechseln dabei in eine Kreisform. Nach einer weiteren ¼-Drehung können sie sich abwechselnd vorwärts in Richtung Kreismitte und wieder rückwärts bewegen.

Eine Übungsleiterin erzählt:

„Gestern haben wir in der Seniorengruppe Sirtaki getanzt – also, das war eigentlich der Plan. Nach ein paar Versuchen, die nur in einem Durcheinander mündeten, haben wir mehr gelacht als getanzt, und später fing Karla an, von ihren Urlauben auf Kreta zu erzählen.

Herr Grandel machte einen auf Udo Jürgens und sang immer ‚Griechischer Wein' dazwischen – es war ein so lustiger Nachmittag wie schon lange nicht mehr!"

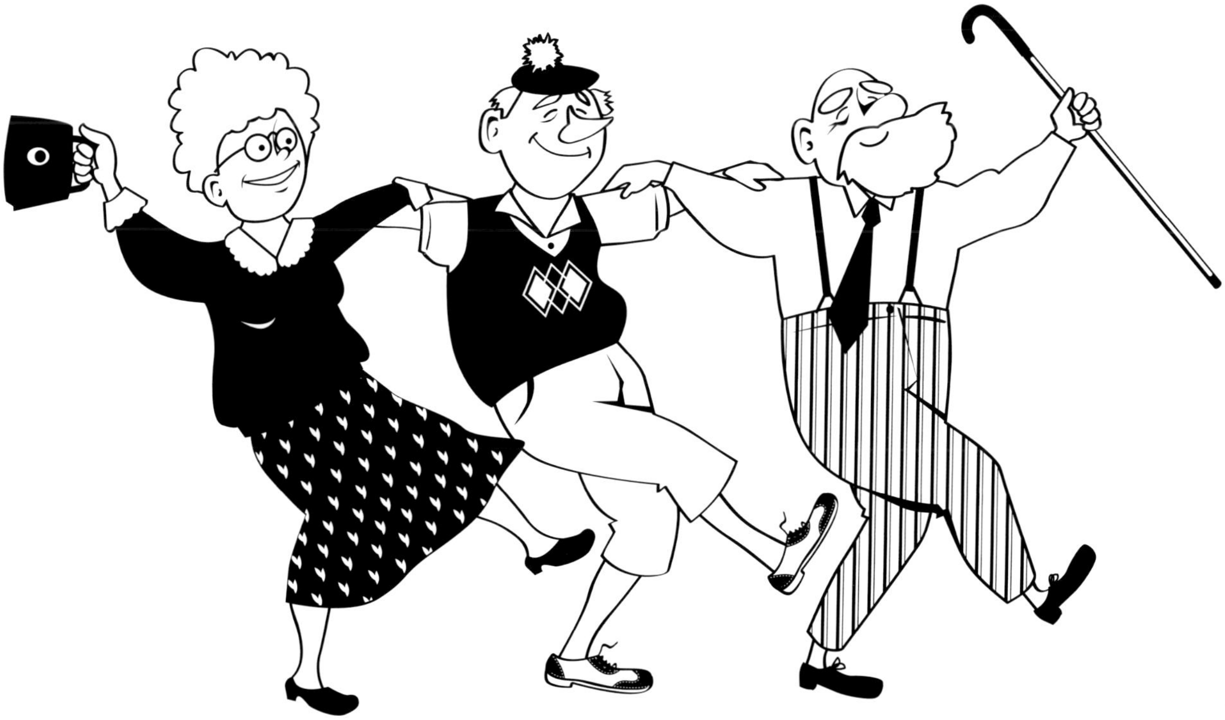

5. Immer auf dem Laufenden

Bewegungsspiele für größere Räume oder Turnhallen

Große Räume oder Turnhallen laden förmlich dazu ein, sich zu bewegen – schon kleine Kinder nutzen intuitiv dieses Raumangebot, indem sie einfach losrennen.
Im Erwachsenenalter scheint diese Intuition ein wenig abhanden zu kommen. So mancher verfügt jedoch über eine eiserne Disziplin und läuft unbeirrt seine Runden. Das nachfolgende *Lauftraining* ist deshalb besonders für „Spielemuffel" gedacht, die reine Übungsformen und Techniktraining dem Spiel vorziehen.

Ziel der *Laufspiele* und *Mannschaftsspiele* ist ein spielerisches Trainieren und Verbessern der Ausdauerfähigkeit, ohne dass dies als anstrengend und monoton empfunden wird.

Mit dem Einsatz von Wettspielen muss sehr behutsam umgegangen werden. Einerseits motivieren sie, andererseits verführen sie zur Überlastung. Prüfen Sie also als Übungsleitung sehr sorgfältig, ob, in welcher Gruppe und wie Sie Spiele mit Wettkampfcharakter einsetzen wollen.
Behalten Sie in jedem Fall Ihre Teilnehmer gut im Auge, und bauen Sie genug Pausen zur Erholung ein!

Wählen Sie Spiele mit freier Belastungsdosierung („Einkaufszettel", „Würfel- Bingo") oder kombinierten Anforderungen wie beim „Puzzle-Lauf", und haben Sie keine Scheu davor, Einzelne bei Bedarf ein wenig zu bremsen!

Tipp

Laufschule:

„Hier bekommt jeder den Laufpass!"

1 Koordinationsläufe

Material

- keins

ca. 10 Minuten

Organisationsform:
in einer Reihe nebeneinander, eine festgelegte Strecke zurücklegend

Ziel:
Koordination schulen, Ausdauerfähigkeit fördern

Ablauf

Es werden unterschiedliche Laufarten, unter anderem Rhythmusläufe, erprobt.

Dabei starten alle gemeinsam nebeneinander (evtl. zwei Gruppen hintereinander) und üben dann individuell die richtige Bewegungsausführung bis zum Ende der Strecke. Das sich jeweils anschließende Zurücklaufen stellt eine Erholungsphase dar.
Sind alle Teilnehmer wieder startbereit, so kann eine neue „Laufart" vorgegeben werden.

Wichtig ist, dass Sie hier individuelle Variationen (= Differenzierung) oder bei Bedarf auch zusätzliche Pausenrunden zulassen!

Laufarten:

- am Platz; Vorstellungshilfe: Laufen mit „festgenagelten" Zehen (Fußgelenksarbeit)
- Fußgelenksarbeit (s. o.) übertragen auf das Gehen; Arme dabei anwinkeln und gegengleich mitschwingen
- evtl. Steigerung in einen leichten Kniehebelauf (nicht bei Knieproblemen!)
- beim Laufen anfersen: Ferse Richtung Gesäß bringen

Rhythmusläufe:
Auf „1" Knie anheben.
1er-Rhythmus: Gehen und bei jedem Schritt das Knie anheben.
2er-Rhythmus: (1) rechts: Knie anheben, (2) Zwischenschritt links, (1) rechts: Knie anheben, usw.
3er-Rhythmus: (1) rechts: Knie anheben, (2) Zwischenschritt links, (3) Zwischenschritt rechts; (1) links: Knie anheben, (2) Zwischenschritt rechts, (3) Zwischenschritt links, (1) rechts: Knie anheben, usw.
Diese Rhythmusläufe können beliebig fortgeführt und im Tempo individuell variiert werden. Machen Sie Ihrer Gruppe klar, dass es nicht um Schnelligkeit, sondern um die richtige Ausführung (Koordination) der Bewegung geht. Das Ausprobieren und Üben steht im Mittelpunkt.

Weitere Möglichkeiten:

- Seitgalopp (bodennahe Ausführung; Frauen: Beckenboden anspannen!)
- Seitgalopp mit Armbewegung (auf- und zuschwingen)
- Laufen mit einseitigem Armkreisen (abwechselnd links und rechts)
- Laufen und gleichzeitig beide Arme kreisen (gegengleich, von oben beginnend: hoher Schwierigkeitsgrad!)
- Lauf mit Drehung: pro Lauf max. 2 Drehungen in unterschiedliche Richtungen einbauen (Schwindelgefahr berücksichtigen!)
- leichter, bodennaher Hopserlauf

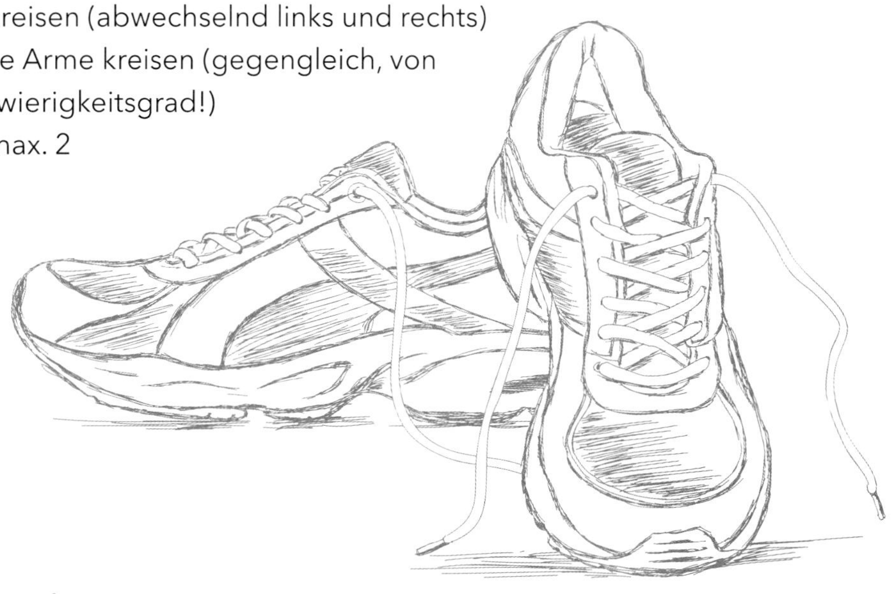

Laufspiele:

„Auf Trab gebracht!"

1 Einkaufszettel

Material

- pro Gruppe ein vorbereiteter Einkaufszettel mit 5 bis 10 Artikeln
- große Briefumschläge mit vorbereiteten Einkaufskarten (je 1 pro Gruppe)
- evtl. Erhöhungen wie Kästen oder Tische

ca. 10 Minuten

Organisationsform:
ca. 4 Gruppen spielen gegeneinander (bzw. gegen die Zeit)

Ziel:
Ausdauer fördern, Gedächtnis trainieren, Kommunikation in der Gruppe anregen

Ablauf

Grundidee dieses Spieles ist eine Art Memory-Lauf, der hier mit einer Alltagstätigkeit verknüpft ist: dem Einkaufen.
Jede der 4 Gruppen erhält einen Einkaufszettel. Auf den Einkaufszetteln stehen dieselben Artikel, jedoch in unterschiedlicher Reihenfolge (z. B. Hackfleisch, Blumenstrauß, Halstabletten, Brötchen).
Die Artikel müssen in verschiedenen Fachgeschäften „eingekauft" werden (z. B. Metzgerei, Blumenladen, Apotheke, Bäcker ...). Diese Fachgeschäfte werden symbolisiert durch unbeschriftete Briefumschläge, die im Raum verteilt liegen.
In den Briefumschlägen steckt für jede Gruppe ein Einkaufskärtchen, auf dem der Name des passenden Artikels steht (Fachgeschäft Metzgerei -> Kärtchen „Hackfleisch").

Die Gruppen müssen nun ihre Einkäufe erledigen – und zwar in der Reihenfolge, die ihr Einkaufszettel vorgibt.

Die Übungsleitung verteilt die Einkaufszettel und gibt gleich darauf ein Startsignal. Der erste Läufer jeder Gruppe muss nun den ersten Artikel auf seinem Einkaufszettel „kaufen". Dazu sucht er das passende „Fachgeschäft", nimmt ein Kärtchen aus dem Umschlag und bringt es zu seiner Gruppe.
Jedem Läufer ist nur ein einziger Lauf zu einem der Briefumschläge erlaubt. Ist es der falsche Umschlag, muss er trotzdem zur Gruppe zurücklaufen, und der nächste Läufer versucht sein Glück.
Ein Artikel nach dem anderen wird so eingekauft. Die Gruppe, die zuerst fertig ist, hat gewonnen.
Neben dem Laufen sind also auch ein gutes Gedächtnis und Teamwork in der Gruppe gefragt!

Tipp

- Bedenken Sie die Schwindelgefahr nach dem Bücken. Setzen Sie bei Bedarf Erhöhungen ein, auf denen Sie die Umschläge platzieren (z. B. Kästen oder Tische).
- Je nach Gruppengröße und gewünschter Laufintensität kann der Einkaufszettel länger oder kürzer sein. Stellen Sie fest, dass der Einkauf zu lange dauert, können Sie ihn jederzeit beenden und die bis dahin erworbenen Artikelkarten werten.
- Dieses Spiel eignet sich auch hervorragend für ein **Hausspiel**, das dann auf mehrere Räume ausgeweitet wird: Das Tempo wird hierbei verringert, alltägliche Hindernisse wie Treppen etc. integriert.

Differenzierung

- **leichter:** größere Gruppen bilden, sodass der Einzelne nicht so oft laufen muss; laufstarke Teilnehmer als „Joker" einsetzen, die dann bei Bedarf mehrere Läufe übernehmen können; gehen statt laufen; Umschläge beschriften, damit man schneller das richtige „Fachgeschäft" erkennt

\+ **schwieriger:** kleine Gruppen bilden, die die Belastung für den Einzelnen steigern, wenn jeder mehrmals laufen muss

2 Bierdeckel-Lauf

Material
- mindestens 30 Bierdeckel, die 2 deutlich unterscheidbare Seiten haben

ca. 5 Minuten

Organisationsform:
2 Gruppen spielen kreuz und quer im Raum verteilt gegen die Zeit

Ziel:
Ausdauer trainieren, Wahrnehmungsfähigkeit üben

Ablauf

Die Hälfte der Bierdeckel liegt mit der einen Seite nach oben, die andere Hälfte mit der anderen Seite nach oben kreuz und quer im Raum verteilt. Bilden Sie 2 Gruppen und ordnen Sie jeder eine Bierdeckelseite zu.
Nach einem Startsignal versucht nun jede Gruppe, die größtmögliche Anzahl an Bierdeckeln durch Umdrehen für sich zu gewinnen.
Nach dem Schlusspfiff wird gezählt und der Gewinner festgestellt.

Tipp

Beobachten Sie Ihre Gruppe bei diesem Spiel gut und beenden Sie den Durchgang, bevor es zu Überlastung kommt! Beginnen Sie mit einer Spielzeit von 1 Minute, und steigern Sie die Spieldauer allmählich auf 2 oder 3 Minuten.

Achtung: Schwindelgefahr! Wählen Sie ggf. die unten vorgestellte Variante, in der neben der Tiefbewegung größere Laufstrecken zurückzulegen sind und individuelle Pausen eingelegt werden können. Machen Sie den Teilnehmenden klar, dass niemand über seine individuelle Belastungsgrenze hinausgehen darf!

Differenzierung

- **leichter**: Der Raum wird in zwei Spielfelder unterteilt. Jede Gruppe bleibt in ihrem Spielfeld und versucht, bis zum Spielende von ihren 15 Bierdeckeln so viele wie möglich ins gegnerische Feld zu werfen und dabei das eigene frei zu halten. Wer zum Abschluss die wenigsten Bierdeckel in seinem Feld hat, gewinnt.
  (Hier zählt nur die Anzahl der Bierdeckel; es können individuelle Stehpausen eingelegt werden.)

+ **schwieriger**: Erhöhung der Bierdeckelanzahl, Verlängerung der Spielzeit (aber nicht über 5 Minuten)

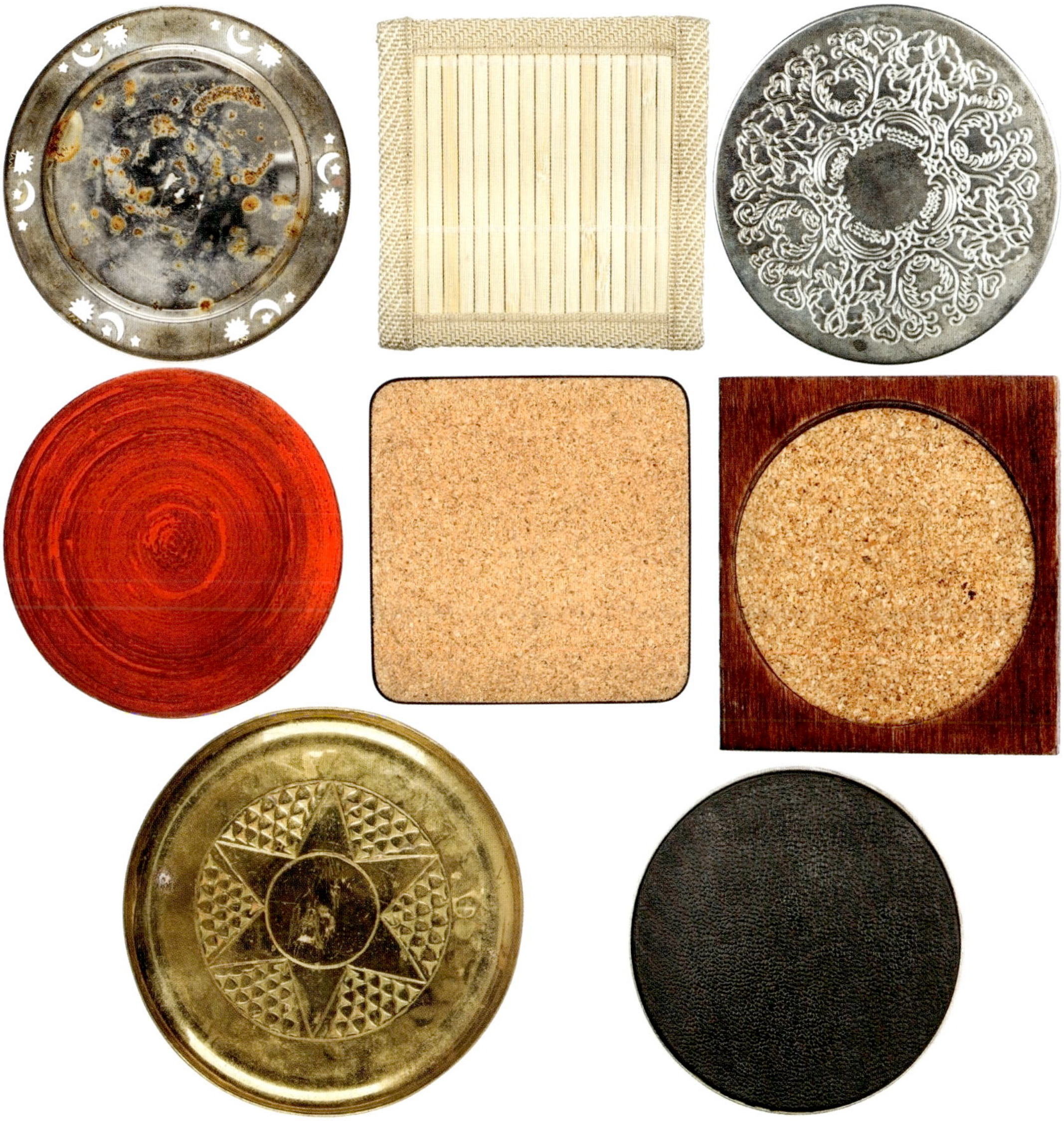

3 Würfel-Bingo

Material
- 4 Pylone (Markierung des Laufweges)
- pro Gruppe: Würfel, Bingo-Blatt, Stift und Handtuch

ca. 15-20 Minuten

Organisationsform:
bis zu 4 Gruppen mit mindestens 6 Teilnehmern, mit den Pylonen wird eine Laufrunde markiert

Ziel:
Ausdauer trainieren, soziales Miteinanders fördern, Spaß am Spiel

Ablauf

Die Übungsleitung bereitet für jede Gruppe ein Bingo-Blatt vor, auf dem in unterschiedlicher Häufigkeit die Zahlen von 1 bis 6 eingetragen sind. Die Gruppen positionieren sich mit ihrem Material in den Ecken der Halle. Nun wird gewürfelt, und die erwürfelte Anzahl an Mitspielern macht sich zusammen auf den Weg in die Laufrunde. Alle halten sich dabei an ihrem Handtuch fest. Deshalb sind sie nur so schnell wie ihr langsamster Läufer!
Wenn sie wieder an der Startposition angekommen sind, darf einer von ihnen die entsprechende Zahl auf dem Bingo-Blatt durchstreichen und erneut würfeln: Der nächste Lauf beginnt. Ist die erwürfelte Zahl nicht mehr auf dem Blatt vorhanden, muss so lange weitergewürfelt werden, bis eine passende Zahl erscheint. Die Gruppe, die zuerst alle Zahlen durchgestrichen hat, ruft „Bingo" und hat gewonnen.

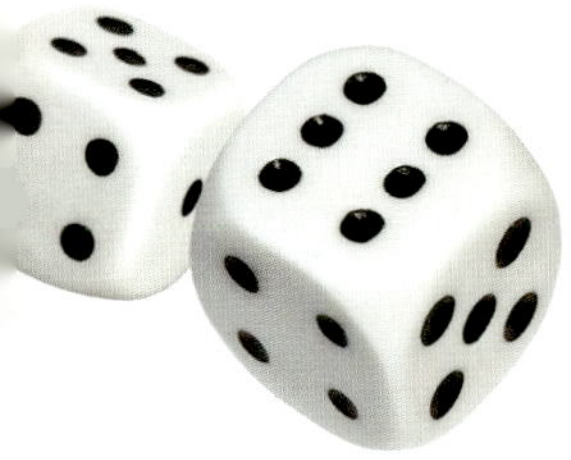

Hier sind Kommunikation untereinander und das individuelle Dosieren der Laufleistung gefragt. So können laufstarke Gruppenmitglieder freiwillig öfter in die Laufbahn treten, während schwächere längere Erholungsphasen bekommen. Aber auch bei der Gestaltung der Bingo-Blätter, können Sie lenkend eingreifen:

Differenzierung

- **leichter:** insgesamt weniger Zahlen auf dem Bingo-Blatt; wenig hohe Zahlen, weil sonst häufig alle (auch Ausdauerschwache) laufen müssten; mehr kleinere Zahlen, bei denen abgewechselt werden kann; bilden Sie Gruppen mit höheren Teilnehmerzahlen, sodass längere Erholungsphasen möglich sind; setzen Sie Kästen als „Tische" ein, damit nicht auf dem Boden gewürfelt werden muss; brechen Sie das Spiel bei Bedarf früher durch Signal ab und zählen Sie die verbleibenden Zahlen der jeweiligen Gruppe

+ **schwieriger:** Gruppengröße von nicht mehr als 6 Teilnehmern; mehr hohe Zahlen (5, 6) auf den Bingo-Blättern; insgesamt längere Spieldauer durch viele Zahlen

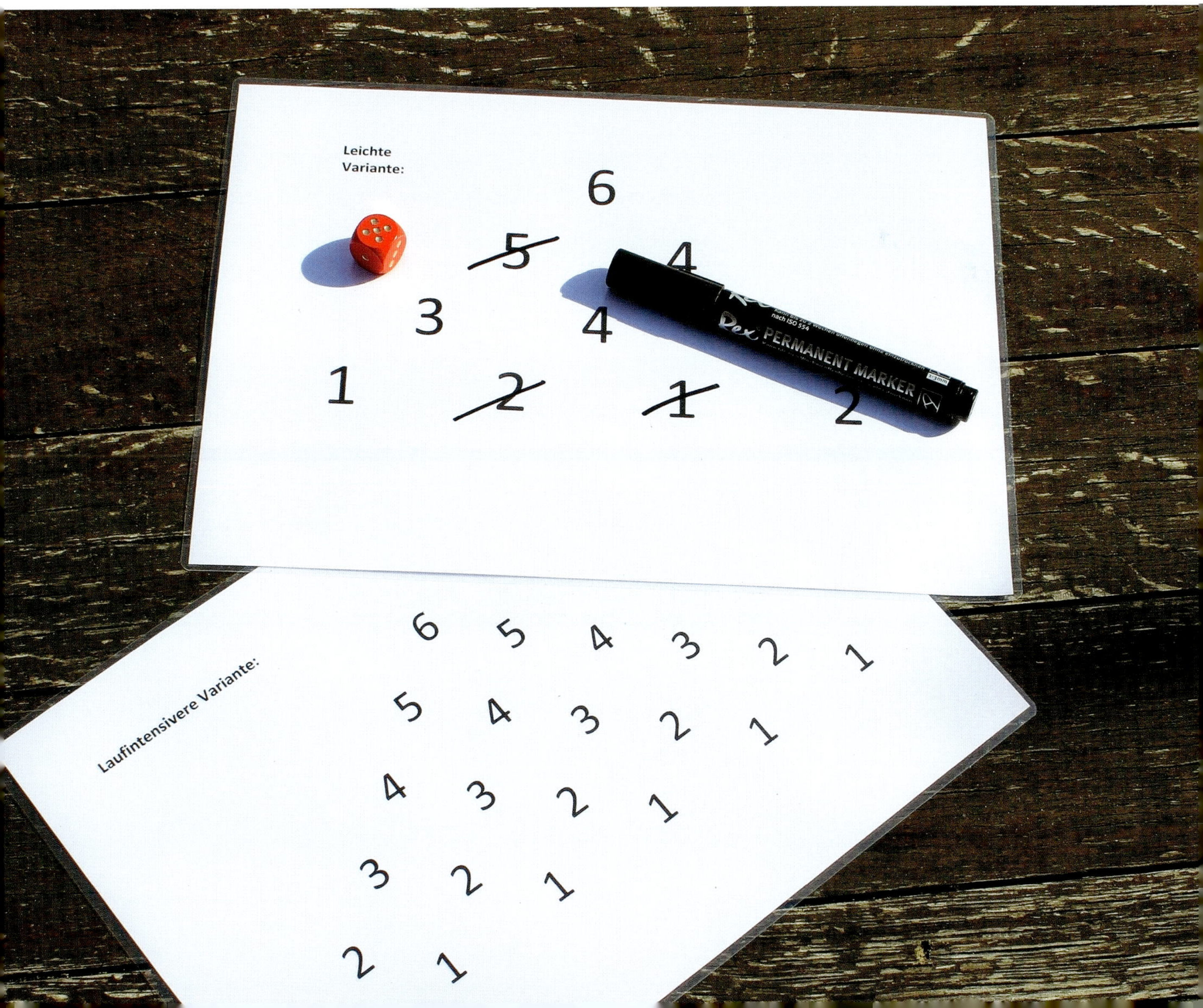

4 Puzzle-Lauf

Material

- pro Gruppe ein „Puzzle-Tisch" (Bank, Kasten o. Ä.)
- pro Gruppe ein laminiertes, zerschnittenes Bild als Puzzle und eine Bildvorlage, die das vollständige Puzzlebild zeigt
- eine weitere Erhöhung, auf der die Puzzleteile aller Gruppen ausgelegt werden

ca.10–15 Minuten

Organisationsform:
2 oder mehr Gruppen

Ziel:
Ausdauer trainieren, Merkfähigkeit üben, Wahrnehmungsfähigkeit fördern

Ablauf

Jede Gruppe bekommt eine Bildvorlage, die das Bild ihres Puzzles zeigt. Sie soll dieses Puzzle nun zusammensetzen. Die Teile dafür liegen auf einem Puzzle-Tisch am anderen Ende des Raumes. Dort sind die Puzzle-Teile aller Gruppen gemischt ausgelegt.

Nach einem Startsignal schickt jede Gruppe einen Läufer nach dem anderen zum Puzzletisch. Hier wird ein Puzzlestück ausgesucht und wieder zurück zur Gruppe gebracht. Ist es ein passendes Teil, so darf es behalten werden; wenn nicht, bringt es der nächste Läufer wieder zurück und sucht erneut aus. Pro Lauf darf nur ein Puzzleteil transportiert werden.

Es gewinnt die Gruppe, die ihr Puzzle zuerst vollständig zusammengesetzt hat.

Tipp

Anfangs sollten die Puzzle-Bilder in nicht mehr als 10 Teile zerlegt werden.

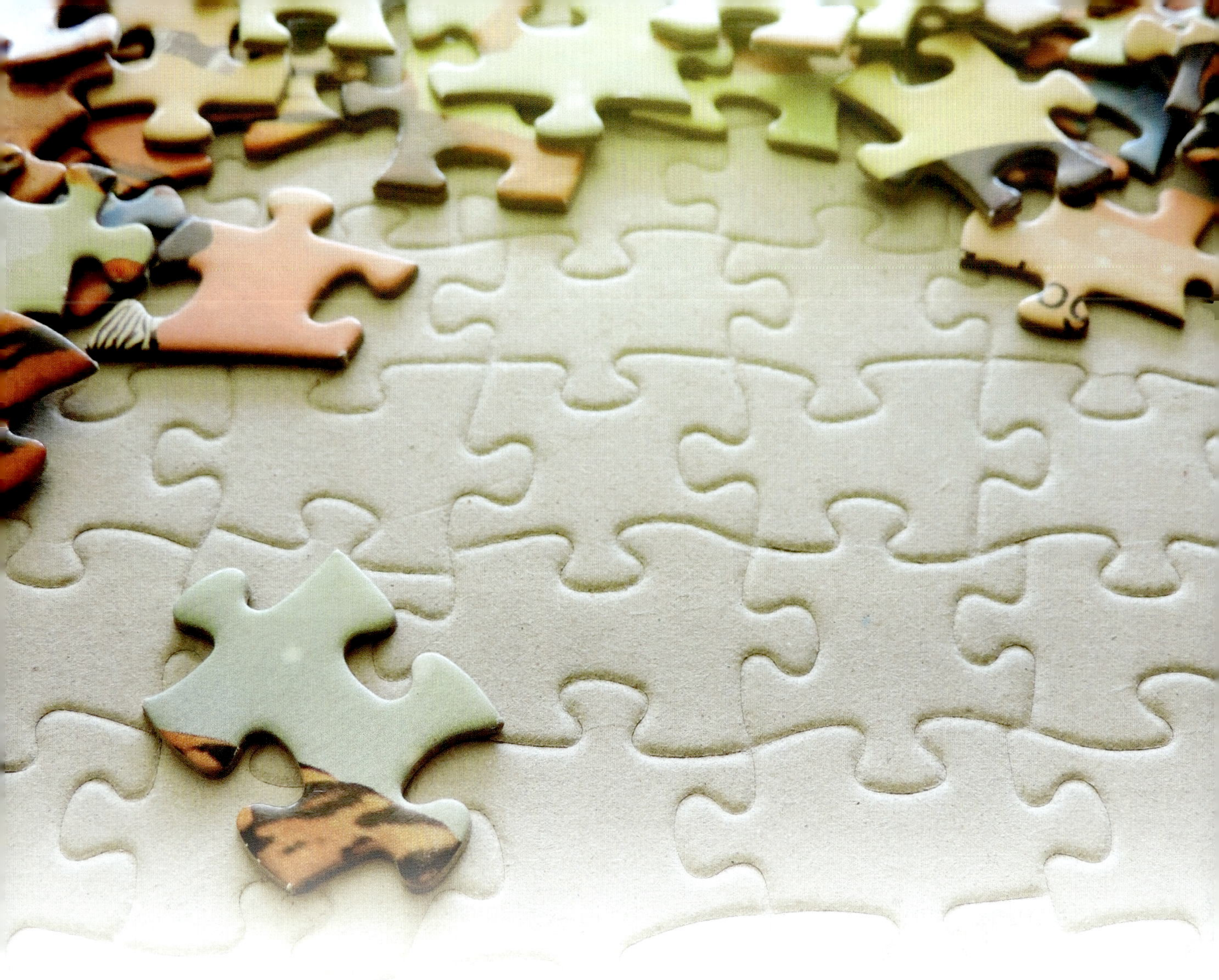

Differenzierung

- **leichter:** schwierige und farbähnliche Gruppenpuzzles auswählen (das verlagert die Anforderung von der Ausdauer hin zur Puzzleleistung und schafft längere Pausen); Laufreihenfolge individuell auswählen, um schwächeren Teilnehmern längere Pausen zu geben; Laufstrecke verkürzen

+ **schwieriger:** Steigerung der Ausdauerleistung durch Vereinfachung der Puzzleleistung: klare Farbabgrenzungen zwischen den einzelnen Gruppenpuzzles, einfache Puzzleteilformen mit hohem Wiedererkennungseffekt, aber dafür viele Puzzleteile; feste Laufreihenfolge (keine „Dauerpuzzler"); Verlängern der Laufstrecke zwischen Gruppe und Puzzleteilen

5 Ein Besuch bei Oma

Material

- pro Gruppe eine Bank oder Stuhlreihe

ca. 10 Minuten, beliebig

Organisationsform:
2 oder mehr Gruppen, die sich auf jeweils einer Bank gegenübersitzen; bei wenigen Teilnehmern auch mit einer Gruppe möglich

Ziel:
Herz-Kreislaufsystem anregen, Reaktionsfähigkeit schulen, Konzentration fördern, viel Spaß

Ablauf

Erzählen Sie eine Geschichte, in der zum Beispiel folgende Personen vorkommen: Opa, Oma, Enkelin Emma, Dackel Leo, ein Löwe, ein Affe. Ein Textbeispiel finden Sie auf Seite 109. Teilen Sie zuvor die Teilnehmer in zwei Gruppen ein und verteilen Sie die Rollen. Dann erzählen Sie laut und langsam die Geschichte, in der alle Personen und Tiere häufig genannt werden.
Jedes Mal, wenn eine Person oder ein Tier genannt wird, muss der Teilnehmer mit der entsprechenden Rolle aufstehen, um die eigene Gruppenbank herumlaufen und sich wieder setzen. Fällt der Begriff „Familie", so müssen alle Familienmitglieder laufen; beim Begriff „Zoo" laufen alle Zootiere.

Besonders lustig wird es, wenn mehrere Personen schnell hintereinander genannt werden und dann gleichzeitig laufen oder gehen. Achten Sie aber unbedingt darauf, dass Füße oder Stühle nicht zur Stolperfalle werden!

Auf eine Punktevergabe und den damit verbundenen Wettkampfcharakter sollten Sie unbedingt zugunsten des Unterhaltungswertes und der Freude am Spiel verzichten!

Tipp

- Seien Sie mutig und erzählen Sie die Geschichte, ohne abzulesen. So können Sie besser variieren und den Verlauf sowie das Tempo individuell auf Einzelne abstimmen!
- Sie können bestimmte Figuren immer wieder nennen - oder aber seltener - und damit die Belastung für einzelne Teilnehmer besser dosieren!
- Setzen Sie in den Gruppen ungefähr „gleich starke" Teilnehmer auf die gleiche Position.
- Markieren Sie die Laufstrecke der beiden Gruppen, um Stolperfallen zu vermeiden!

Differenzierung

\- **leichter:** für bestimmte Personen des Spiels eine kürzere Laufstrecke festlegen;

\+ **schwieriger:** Laufstrecke verlängern (größerer Bogen um die Bank herum), rundenweise die Laufart variieren (seitwärts, evtl. mit 1-2 Drehungen - Vorsicht Schwindel!)

Ein Sonntagsbesuch

Es ist Sonntag, und *Emma* darf heute zu *Oma* und *Opa*. Darauf freut sie sich besonders, weil die *Großeltern* sie so richtig verwöhnen und weil ihr *Dackel Leo* ein toller Spielkamerad ist.
Als *Emma* an der Tür läutet, springt *Leo* ihr schon entgegen und schleckt sie von oben bis unten ab. Dann kommt *Oma* und sagt, dass sie heute alle zusammen in den *Zoo* gehen wollen. *Opa* schaut noch etwas skeptisch, lässt sich dann aber von *Emmas* Vorfreude anstecken. Rasch machen sie sich auf den Weg. An der *Zoo*kasse steht bereits eine lange Schlange - gut, dass die *Großeltern* eine Jahreskarte haben. Für *Emma* ist der Eintritt noch frei! Also nehmen sie *Leo* an die Leine und marschieren direkt durch das Eingangstor. „Wohin sollen wir denn als Erstes gehen?", fragt *Opa* seine *Enkelin*. Aber bevor diese antworten kann, zerrt *Leo* bereits an seiner Leine Richtung *Löwen*. „Wollen wir nicht lieber zur *Affen*fütterung?", fragt Oma besorgt, als sie ihren *Dackel* so aufgeregt erlebt.

Der *Zoo* ist sehr voll, und nach einem Besuch bei den *Löwen* und *Affen* beschließt die ganze *Familie*, wieder nach Hause zu gehen, damit sich *Leo*, ihr kleiner *Löwe*, wieder beruhigen kann.
Zu Hause angekommen, klingelt das Telefon, und *Emma* erzählt ihren Eltern von diesem schönen *Familien*ausflug in den *Zoo*!

Laufintensität dieser Geschichte:
Opa: 7x, Oma 6x, Emma: 8x, Dackel: 6x, Affe: 6x, Löwe: 7x

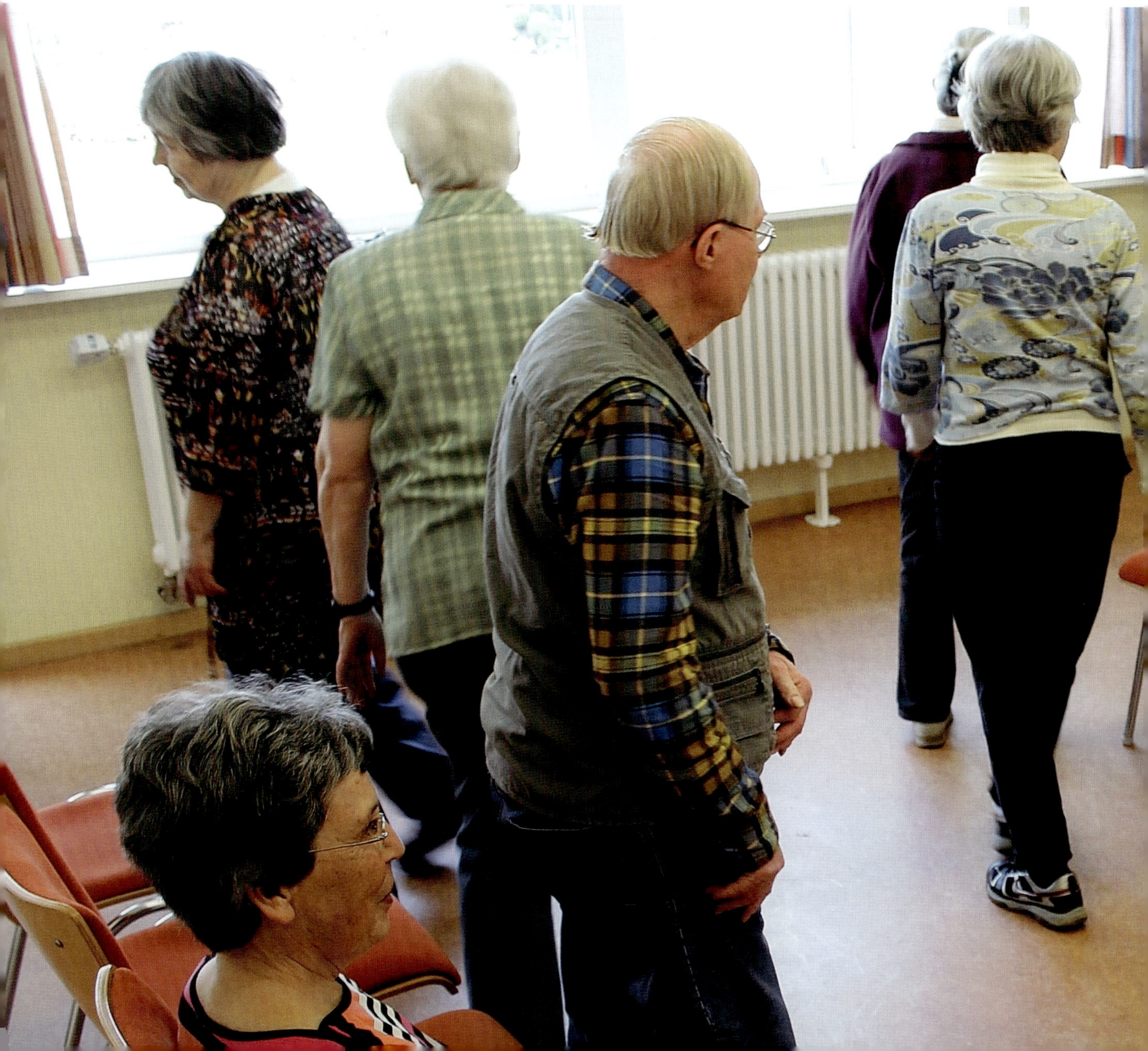

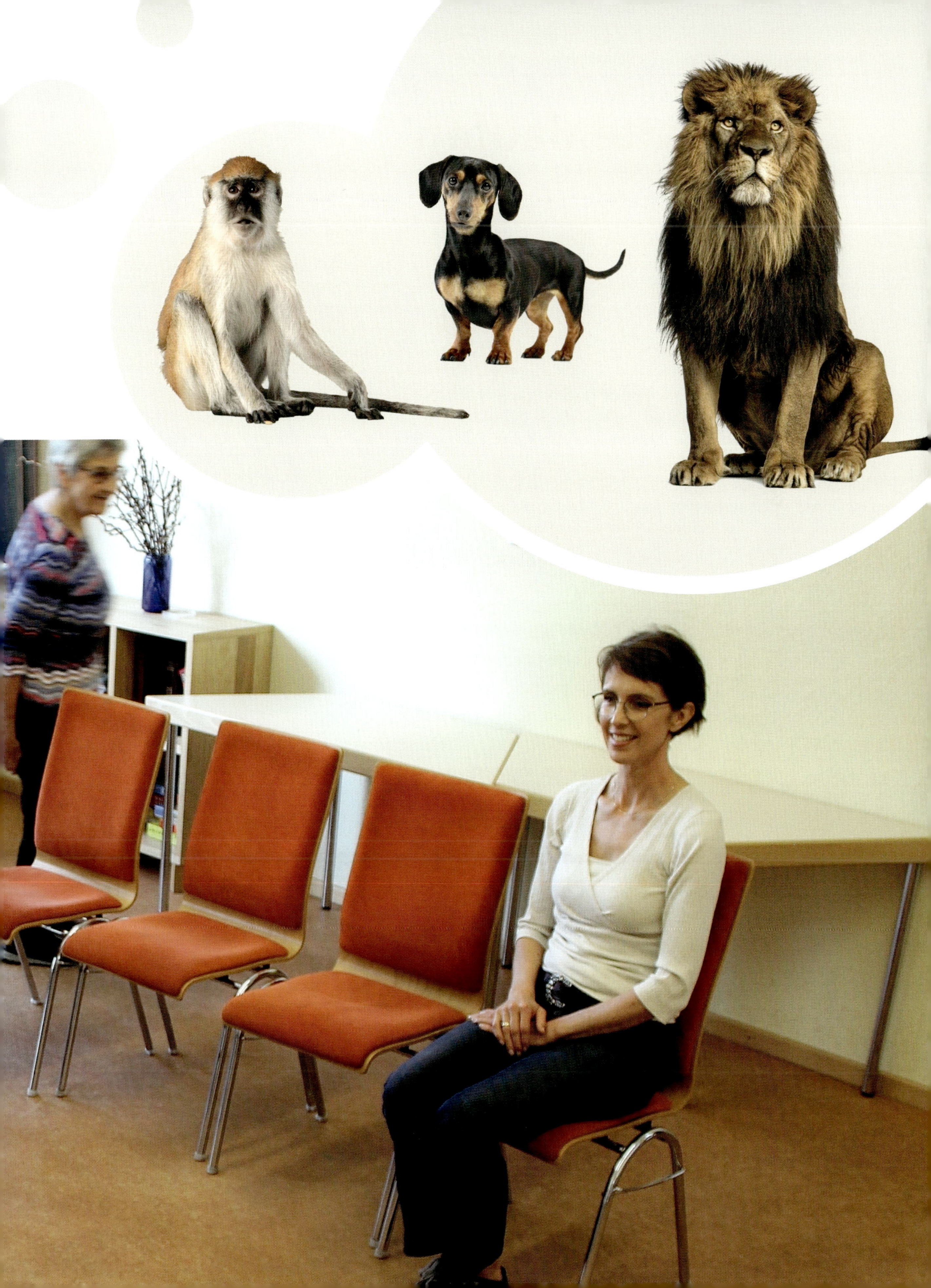

6 Schattenlaufen

Material
- keins

beliebig, ca.10 Minuten

Organisationsform:
paarweise oder gruppenweise in einer Reihe hintereinander durch die Halle

Ziel:
Ausdauer trainieren, Geschicklichkeit verbessern, Orientierungsfähigkeit fördern, kreatives Ausprobieren

Ablauf

Die Teilnehmer bilden Paare oder Gruppen und stellen sich in einer Reihe hintereinander auf. Der Vorderste führt die Gruppe an und entwickelt verschiedene Laufideen, die der Partner oder die Gruppe als sein „Schatten" ebenfalls ausführen.
„Über den eigenen Schatten springen" muss manchmal derjenige, der an vorderster Stelle kreative Ideen zur Fortbewegung entwickeln soll. Wenn er abgelöst werden möchte, darf er sich auf die hinterste Position zurückfallen lassen, und der Nächste darf die Führungsaufgabe übernehmen.

Tipp

Mit Bewegungsaufgaben auf Zuruf wie z. B. „Vorwärtsbewegungen, Seitwärtsbewegungen, Schlangenlinien ..." kann die Übungsleitung die Kreativität der Läufer etwas unterstützen und gesehene Bewegungsformen für alle zugänglich machen.

Differenzierung

- **leichter:** Dies liegt in der Hand des vorderen Läufers: Er kann einfache Vorgaben machen. Klären Sie außerdem vor dem Spiel, dass nicht unbedingt alles nachgeahmt werden muss und dass Variationen im Rahmen der individuellen Möglichkeiten erwünscht sind! So kann auch ein schwächerer „Schatten" ohne Bedenken mithalten.

+ **schwieriger:** Stellen Sie im Raum Hindernisse auf, die umlaufen oder in freier Form überquert werden können (Pylone für Slalomlauf, kleiner Kasten, Bank usw.)

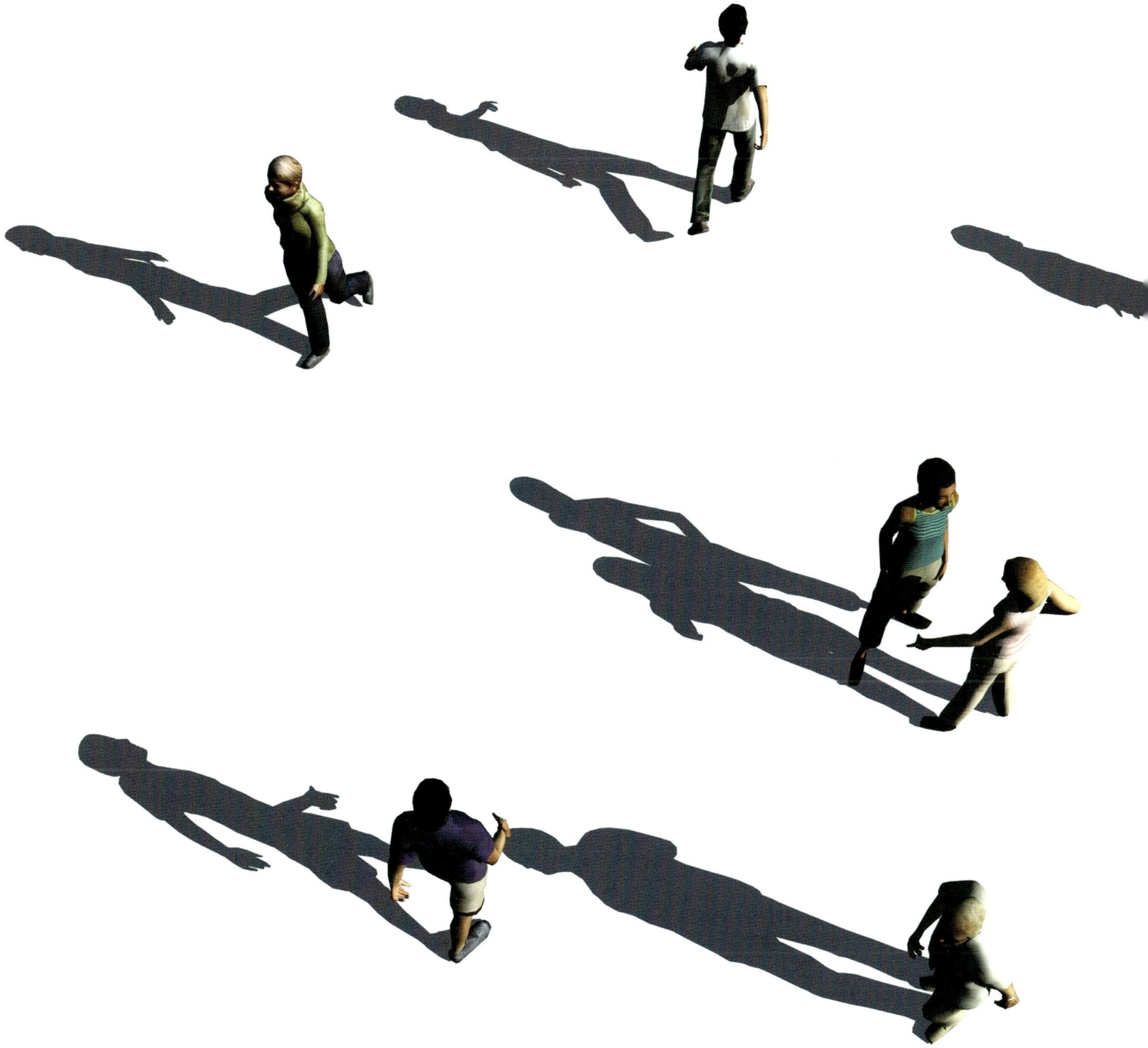

7 Servier-Staffel

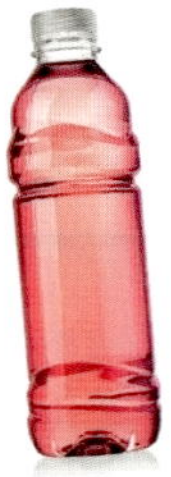

Material

- 2 Tabletts (leicht und robust)
- mehrere Tische oder Kästen (mind. 6)
- 2 halb gefüllte und fest verschlossene Plastikflaschen

beliebig, ca.10 Minuten

Organisationsform:
2 Gruppen, Geschicklichkeitsstaffel

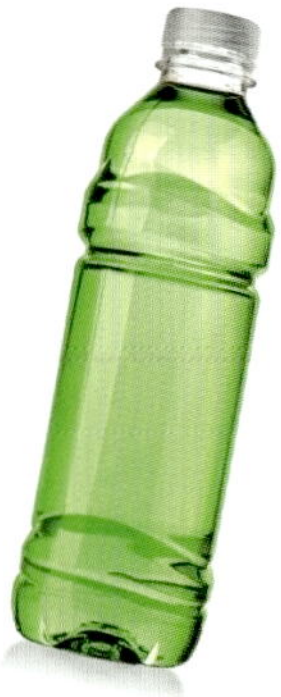

Ziel:
Ausdauer verbessern, Koordination (Geschicklichkeit) trainieren

Ablauf

Zwei Gruppen treten in Form einer Geschicklichkeitsstaffel gegeneinander an. Zuvor werden die Tische in einer Reihe im Raum oder in der Halle verteilt, sodass rechts und links davon genug Platz zum Laufen ist.

Die Tische werden von beiden Mannschaften genutzt. Eine Mannschaft läuft links an der Tischreihe entlang, die andere rechts. Jede Gruppe bekommt nun 1 Tablett und eine Flasche als Serviergegenstand zugeteilt. Der erste Läufer jeder Mannschaft setzt die Flasche auf das Tablett und trägt sie zum ersten Tisch, um sie dort abzusetzen.

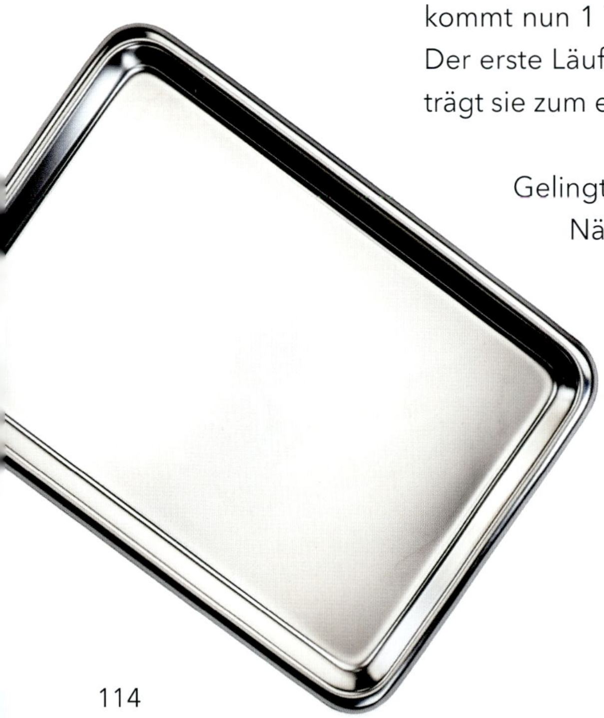

Gelingt dies, läuft er mit dem Tablett zurück und übergibt es dem Nächsten, der dann die Flasche wieder aufsammelt und einen Tisch weiter transportiert. Fällt die Flasche unterwegs hinunter, so muss sie auf den davorstehenden Tisch zurückgebracht werden, und der Nächste versucht sein Glück. Gewonnen hat die Mannschaft, die ihre Flasche zuerst der Übungsleitung serviert, die am Ende der Tischreihe steht!

Tipp

Spielen Sie mit mehr als 2 Gruppen, können Sie Reifen oder Seile als Stationen auslegen, sodass die Teilnehmer das Tablett jeweils vom Boden aufnehmen; oder Sie sorgen für eine ausreichende Anzahl an Erhöhungen (Tische, Kästen), an denen wiederum beidseitig jeweils 2 Mannschaften pro Bahn starten können.

Differenzierung

- **leichter:** kürzere Laufstrecken durch kleine Tischabstände; dafür Transport von zusätzlichen Serviergegenständen wie z. B. Bechern (Schwerpunkt Geschicklichkeit)

+ **schwieriger:** kleine Gruppen, längere Tischabstände (Schwerpunkt Lauf); keine Tische, sondern Ablage am Boden (Achtung Schwindelgefahr!)

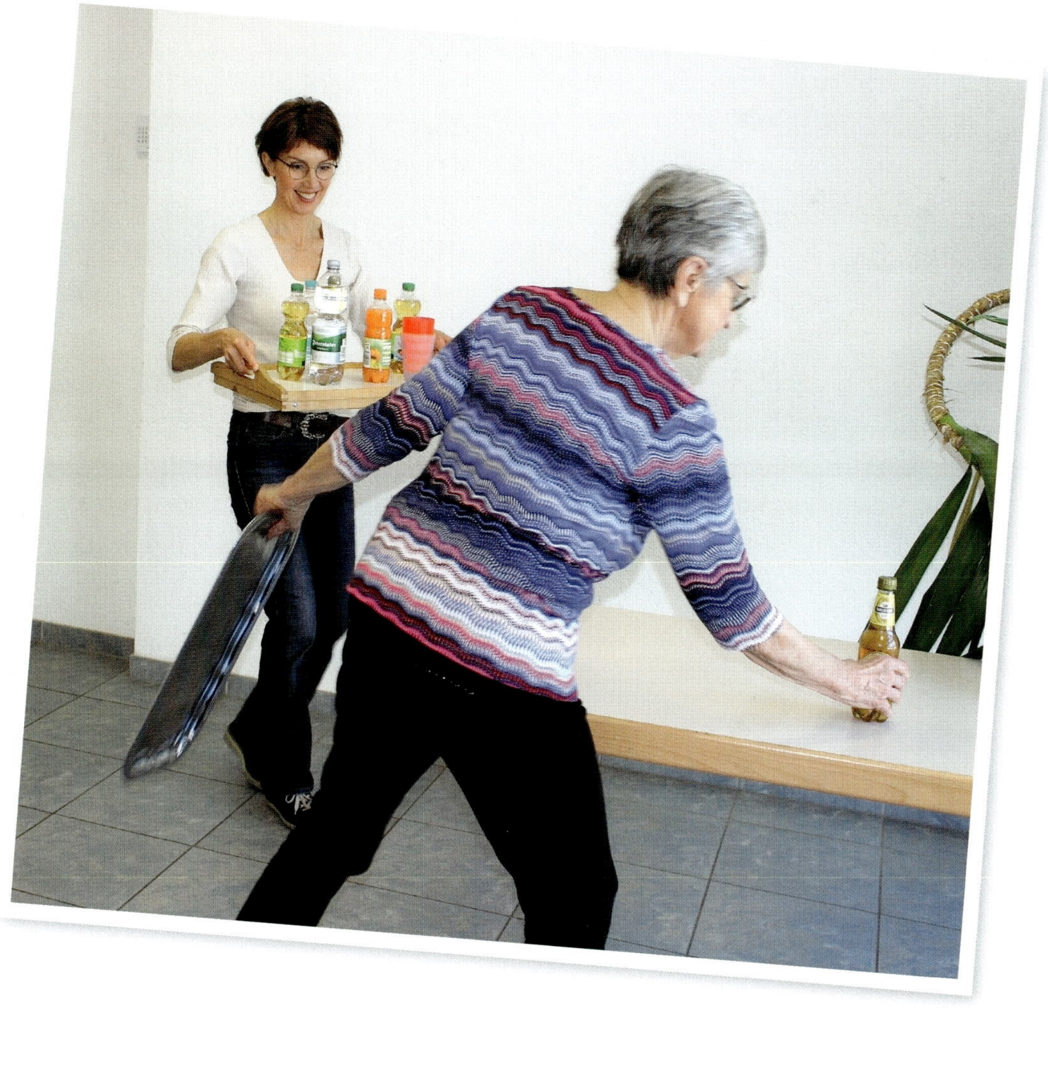

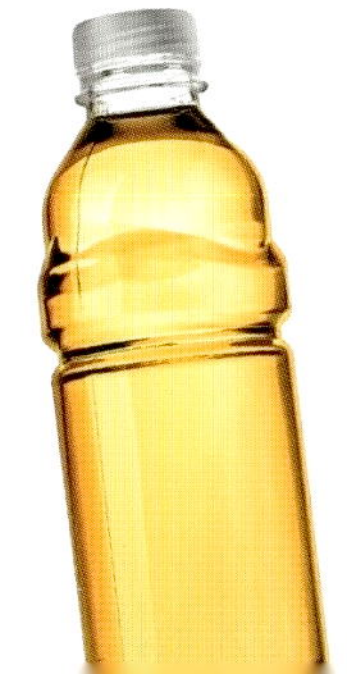

8 Ampel-Spiel

Material
- keins

beliebig, ca.10 Minuten

Organisationsform:
Jeder läuft für sich kreuz und quer durch die Halle

Ziel:
Reaktionsfähigkeit verbessern, Ausdauer üben

Ablauf

Alle Teilnehmer gehen in der Halle umher, bis vom Spielleiter „Tempo 30" für langsames Traben, „Tempo 50" für mittelschnelles Joggen oder „Tempo 100" für schnelles Laufen vorgegeben wird.

Außerdem müssen Ampelsignale beachtet werden: Die Übungsleitung ruft „Rot", „Gelb" oder „Grün" und macht dazu eine zuvor abgesprochenen Pose. Entsprechend bleiben die Teilnehmer zum Beispiel stehen, nehmen die Startposition ein oder laufen weiter.

So steht hier neben der Ausdauer das Trainieren der Reaktionsfähigkeit im Mittelpunkt: Die Teilnehmenden sollen üben, schnell auf unterschiedliche Anforderungen des „Straßenverkehrs" zu reagieren.

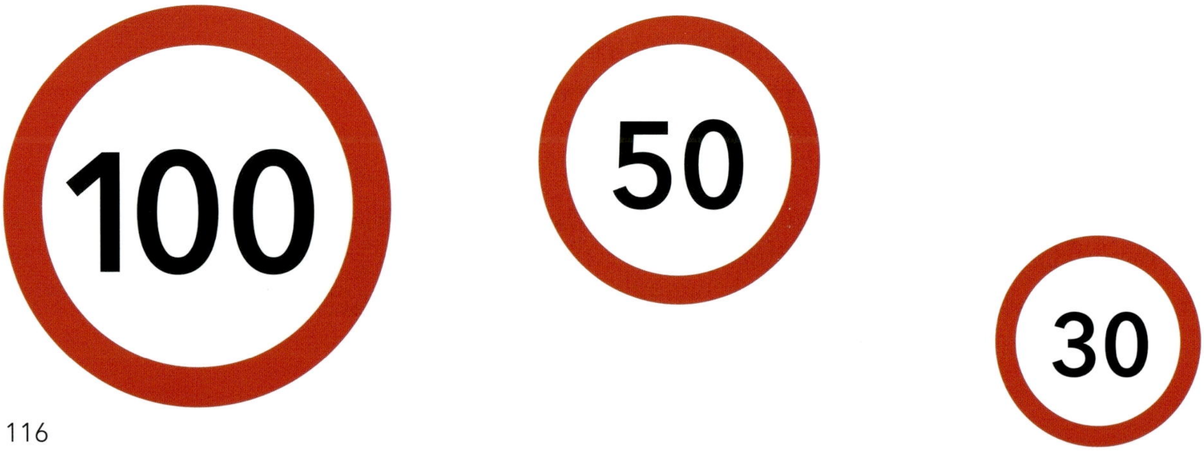

Tipp

Diese Spielform kann besonders gut im Aufwärmteil einer Stunde eingesetzt werden, wenn Sie den „Ampelfarben" vorher festgelegte gymnastische Übungen zuordnen.
Aber auch andere Reaktionsaufgaben können hier integriert werden, z. B.: sich auf den Boden legen (rot), in die Hocke gehen (gelb), in eine Ecke laufen (grün).

Differenzierung

- **leichter:** langsames Tempo, leichte Ampelaufgaben (Posen oder Armbewegungen)

+ **schwieriger:** schnelles Tempo, schwere Aufgaben wie z. B. Kräftigungsübungen für die Arm- oder Bauchmuskulatur in entsprechend statischen Haltepositionen

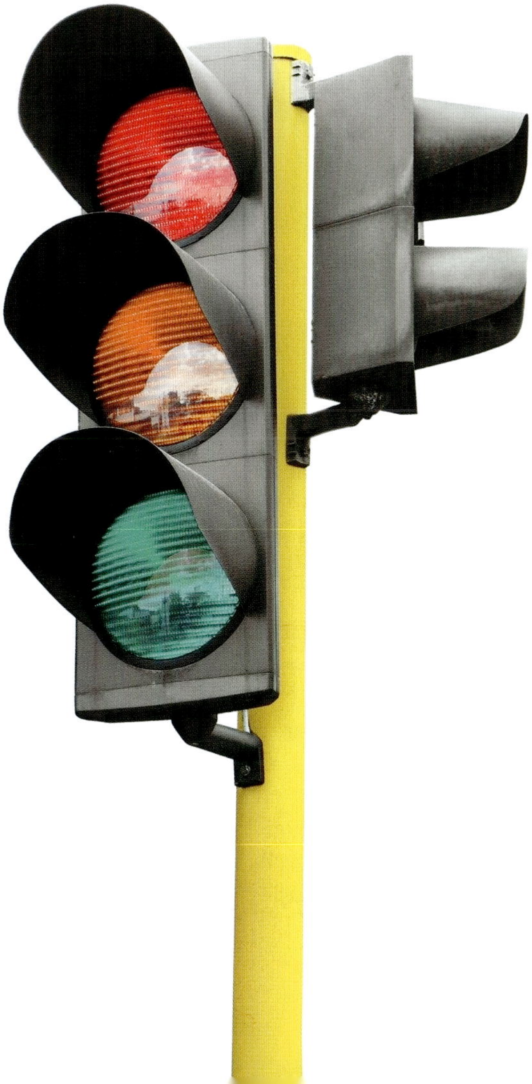

Mannschaftsspiele:

„Einer für alle, alle für einen“

1 Kegelspaß

Material
- pro Mannschaft: 9 Kegel (oder Pet-Flaschen)
- 1 Ball für jeden Teilnehmer

ca. 10 Minuten, beliebig

Organisationsform:
2 (oder mehr) Gruppen nebeneinander, jede verfügt über eine eigene „Kegelbahn“

Ziel:
Ausdauer trainieren, Koordination verbessern, Spaß am Wettbewerb

Ablauf

Jede Gruppe stellt ihre 9 Kegel im Raum auf. In einigem Abstand stellen sich die Teilnehmer hinter eine Linie. Unabhängig voneinander versucht nun jede Gruppe, ihre Kegel komplett abzuräumen: Die Spieler rollen nacheinander ihre Bälle in Richtung Kegel. Sind alle Bälle gespielt, macht sich die ganze Gruppe gemeinsam auf den Weg, um die Bälle wieder einzusammeln. Denn kehren alle hinter die Markierung zurück und starten die nächste Kegelrunde. Sieger ist die Gruppe, die zuerst alle ihre Kegel abgeräumt hat.

Tipp

Es ist wichtig, die Bälle erst nach Abschluss der Kegelrunde gemeinsam wieder einzusammeln! So rollt niemandem unterwegs ein Ball zwischen die Füße. (Stolperfalle vermeiden!)

- **leichter:** kleinere Abstände zwischen den aufgestellten Kegeln, kurzer Lauf- und Kegelweg; größere Gruppen

Differenzierung

+ **schwieriger**: größere Abstände zwischen den Kegeln; längerer Lauf- und Kegelweg; kleinere Gruppen

Varianten:
- Die Mannschaft, die zuerst alle Kegel abgeräumt hat, erhält einen Punkt. Sieger ist, wer zuerst 3 Punkte hat.
- Jede Mannschaft erhält Kegel in unterschiedlichen Farben. Die Kegel werden großflächig im Raum verteilt – alle „durcheinander". Die Mannschaften versuchen nun, in einer vorgegebenen Zeit (1–2 Minuten) die Kegel der gegnerischen Mannschaft umzukegeln und die eigenen Kegel zu schützen.

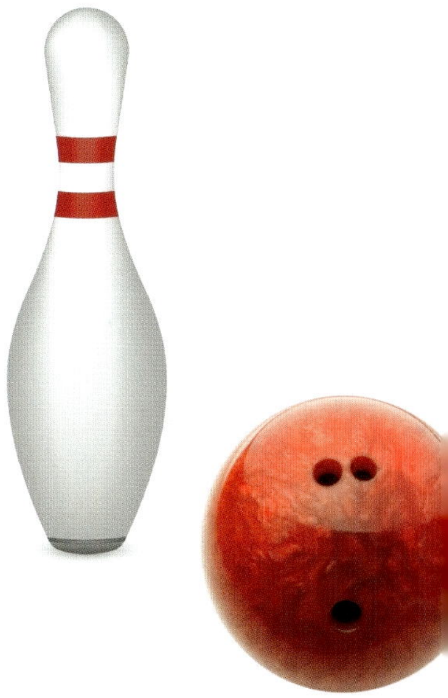

Eine Besucherin erzählt:

„Letztes Wochenende machten wir endlich den geplanten Familienausflug: meine Eltern und meine Schwiegereltern, unsere Kinder Valentin und Sonja, und mein Mann Karel und ich. Karel und ich hatten die Sportlichkeit der Senioren ein wenig überschätzt.

Nach einer knappen Stunde schon, an einer schönen Lichtung im Wald, wurde der Ruf nach Brotzeit und Pause laut. Auch die Kinder hatten längst keine Lust mehr auf „Wandern". Die Mehrzahl unserer Truppe packte also die mitgebrachten Brote und Getränke aus, Klaus und ich „durften" noch weiterwandern.

Allzu lange wollten wir aber die Großeltern mit den Kindern nicht alleine lassen. Als wir nach einer weiteren Stunde wieder zurück zur Lichtung kamen, staunten wir nicht schlecht: aus den Wander-Boykotteuren war eine fröhliche Kegelrunde geworden! Mehrere mit Erde gefüllte Plastik-Trinkflaschen waren zu Kegeln umfunktioniert worden, ein alter Tennisball und mehrere Föhrenzapfen dienten als Kugeln. Da hätten mein Mann und ich ruhig noch länger alleine wandern können!"

2 Tennis leicht gemacht

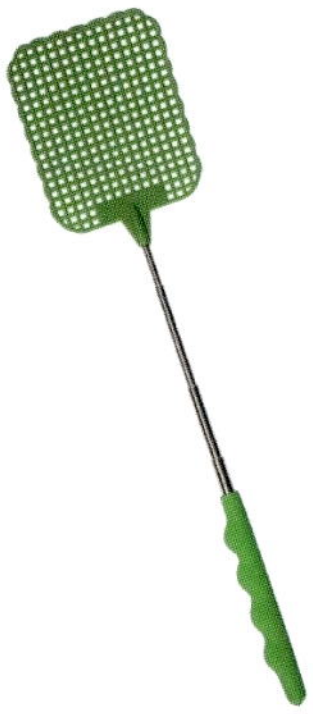

Material

- pro Spielerpaar 1 Luftballon und 2 Fliegenklatschen
- alternativ: 1 Tischtennisball und 2 Pappteller
- evtl. Schnur und Spielfeldmarkierung für Turniere

beliebig, ca. 15 Minuten

Organisationsform:
paarweise gegenüber

Ziel:
Koordination verbessern, Wahrnehmungsfähigkeit fördern, Orientierungsfähigkeit trainieren

Ablauf

Durch die Auswahl leichter Bälle (Tischtennisball oder Luftballon) ist dieses Rückschlagspiel gelenkschonend und kann deshalb mit wenig Kraft, aber mit viel Freude und Schwung gespielt werden. Der Einsatz von Fliegenklatschen und Luftballons unterstreicht diesen Spaß!
Wie beim Tennis spielen sich die Paare den Ball zu. Während der anfänglichen Aufwärmphase können verschiedene Spielarten ausprobiert werden:

- direkt zum Partner
- Vorhand
- Rückhand
- über Kopf
- 1x aufkommen lassen (Tischtennisball)
- gezieltes Spielen: z. B. in einen Reifen treffen und 1x aufkommen lassen

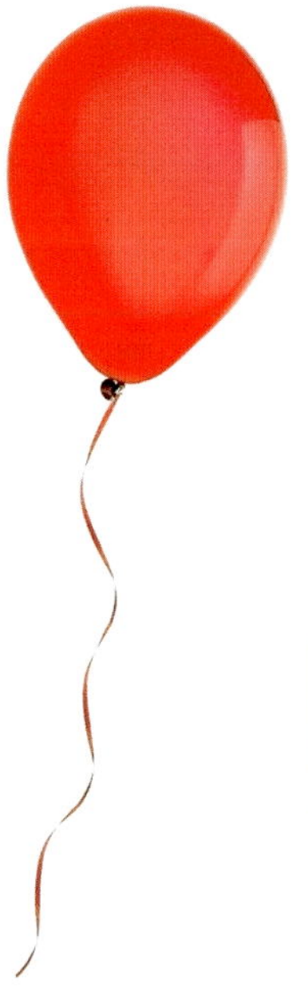

Tipp

Veranstalten Sie ein Turnier!
Spannen Sie dafür eine Schnur durch den Raum (nicht zu hoch!) und markieren Sie das Spielfeld. Achten Sie darauf, dass eine Mannschaft nicht aus mehr als 4 Spielern besteht, um eine gewisse Bewegungsintensität zu gewährleisten. Beim Spiel mit Luftballon und Fliegenklatsche genügen zwei gegen zwei Spieler!

Eine Differenzierung ist durch das Wählen der unterschiedlichen Materialien gegeben:

Differenzierung

- **leichter**: langsameres Tempo bei Einsatz von Luftballons; bei Turnieren: kleineres Spielfeld

+ **schwieriger:** schnelleres Tempo mit Tischtennisball; bei Turnieren: größeres Spielfeld, weniger Spieler pro Mannschaft; Squash-Variante: mit Partner abwechselnd gegen die Wand spielen;

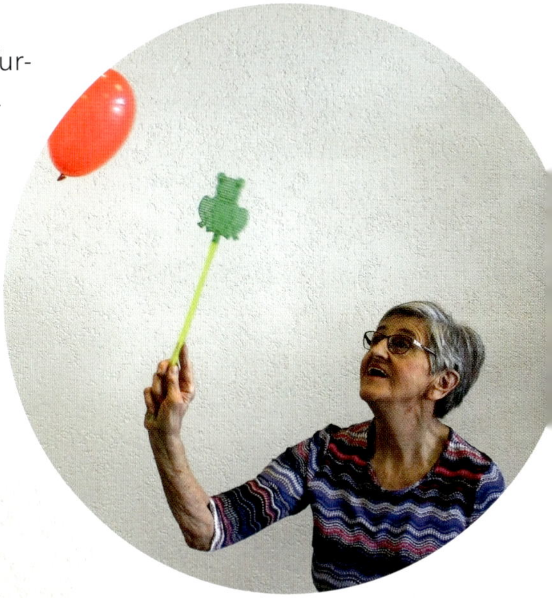

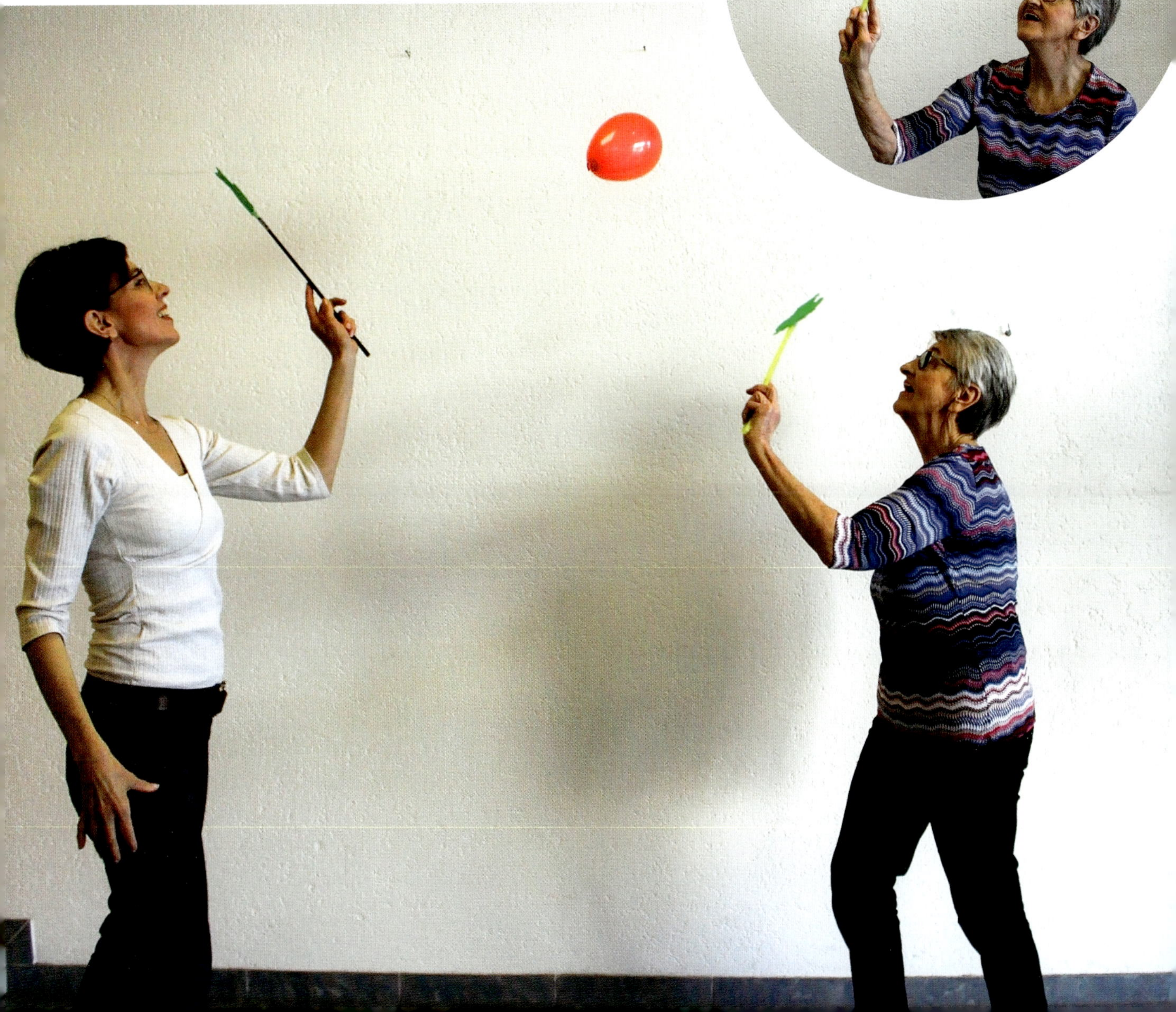

3 Hand-Fuß-Ball

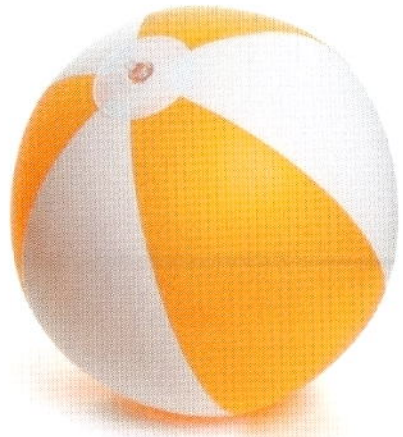

Material
- 1 weicher Ball (Schaumstoff- oder Wasserball)
- Klebeband o. Ä. zur Spielfeldmarkierung
- Schnur in ca. 1,50 m Höhe
- evtl. 1 Sitzkissen pro Teilnehmer

beliebig, ca.10–15 Minuten

Organisationsform:
jeweils 2 Mannschaften (bestehend aus mindestens 4 Spielern), die sich gegenüber stehen oder sitzen; das Spielfeld wird in der Mitte durch eine Schnur unterteilt

Ziel:
Koordination verbessern, Arm- und Beinmuskulatur kräftigen, Spaß am Spiel

Ablauf

Das nachfolgende „Hand-Fuß-Ballspiel" spricht besonders auch die Männer an und weckt neue Lebensgeister. Um eine zu große körperliche Belastung zu vermeiden, findet dieses Spiel nicht in Fortbewegung, sondern am Platz statt. Die festen Positionen und der fehlende Körperkontakt mit dem Gegner verringern das Verletzungsrisiko. Das Spiel setzt eine gesunde Beweglichkeit von aktiven Älteren voraus.

In einem gekennzeichneten Spielfeld, sitzen oder stehen sich zwei Mannschaften gegenüber und spielen den Ball über eine Schnur ins gegnerische Feld. Ein Tor bzw. Punkt wird erzielt, wenn der Ball im gegnerischen Feld den Boden berührt. Der Ball darf dabei mit beliebigen Körperteilen beliebig oft gespielt werden (Faust, Hand, Kopf, Knie, Fuß). Die Mannschaft, die in einer vorgegebenen Zeit die meisten Punkte erzielt, hat gewonnen.

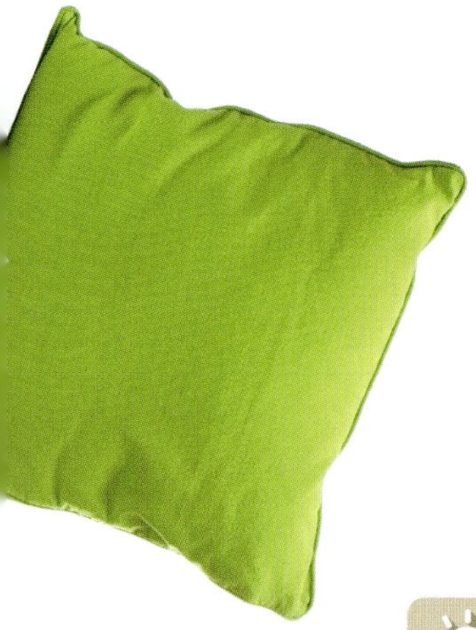

Tipp

Verwenden Sie Sitzkissen und achten Sie darauf, dass die Spieler nicht zu dicht nebeneinander sitzen. Testen sie vor dem Spiel den Bewegungsradius und damit den Platzbedarf der einzelnen Spieler! Um Zusammenstöße von Armen und Beinen zu vermeiden, ruft der annehmende Spieler laut: „Ich!"
Lassen Sie die Positionen während eines Spiels mindestens einmal wechseln, sodass auch „Randspieler" zum Zuge kommen.

Differenzierung

- **leichter:** mehr Mitspieler, aber Mindestabstand von ca. 2 Armlängen einhalten; Verringerung des Tempos durch den Einsatz eines Luftballons statt Ball; oder Ball darf 1x im eigenen Feld aufkommen, bevor er weitergespielt wird

+ **schwieriger:** weniger Mitspieler oder größeres Spielfeld; Spielart vorgeben (z. B. nur mit den Beinen)

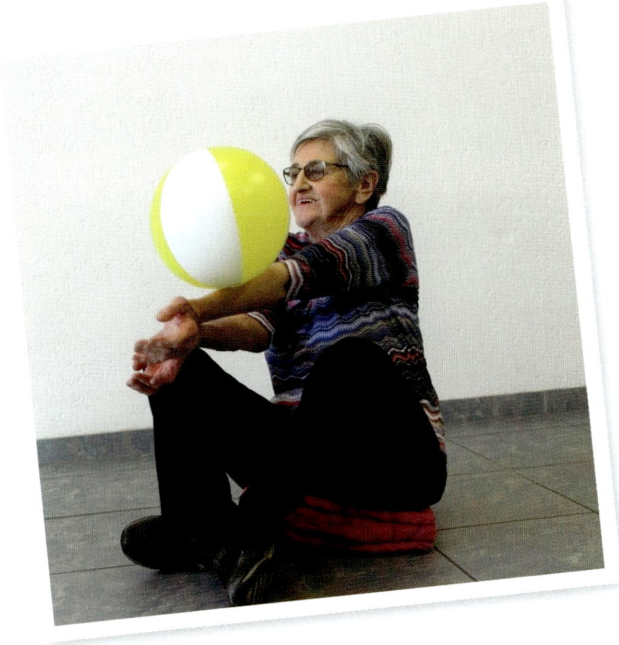

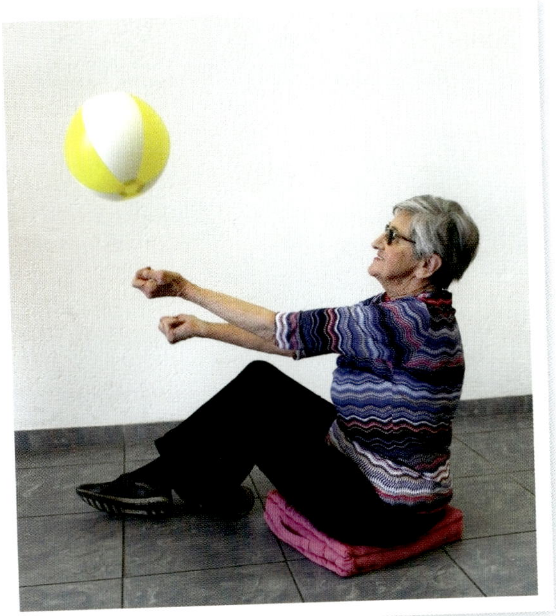

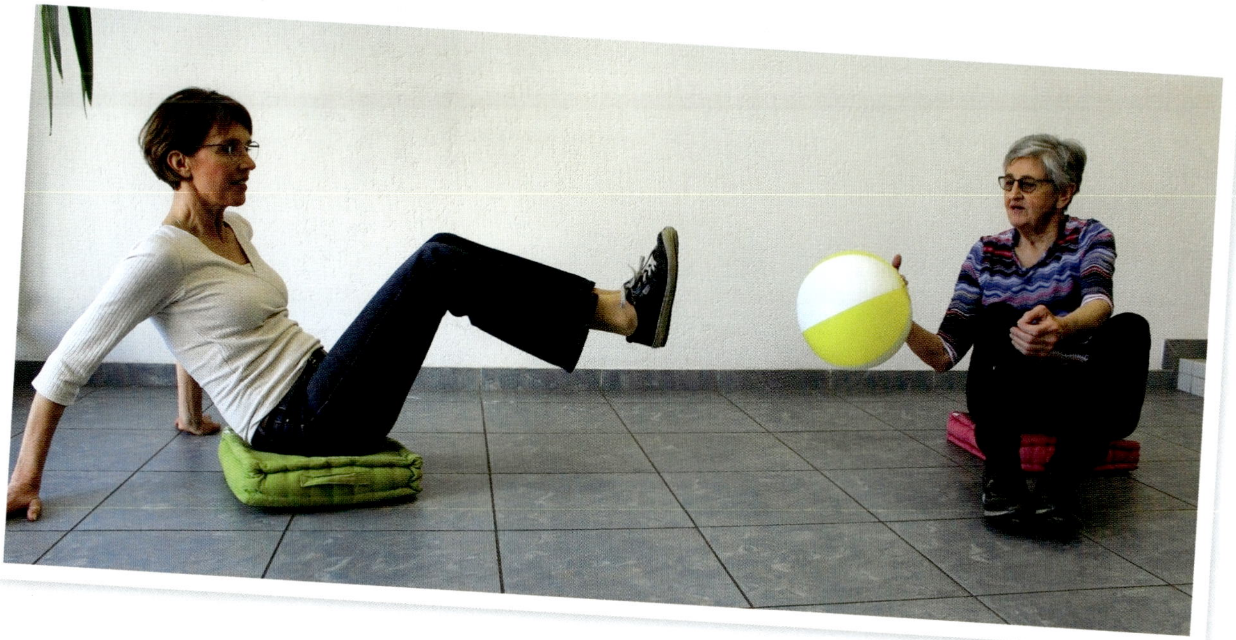

4 Tunnelball

Material
- ein Ball pro Mannschaft

ca. 5 Minuten

Organisationsform:
2 oder mehr Mannschaften, deren Spieler in einer Reihe hintereinander stehen, ca. 5–10 Spieler pro Mannschaft

Ziel:
Geschicklichkeit trainieren, Kooperation fördern, Spaß

Ablauf

Die Spieler einer Mannschaft stehen mit gegrätschten Beinen hintereinander und bilden einen Tunnel. Der vordere Spieler rollt den Ball nun nach hinten durch diesen Tunnel. Ist der Ball beim letzten Spieler angekommen, nimmt dieser ihn auf, läuft an das vordere Ende, stellt sich mit dem Rücken an den „Tunneleingang" und rollt den Ball erneut nach hinten durch den Tunnel. Die Spieler fahren so fort, bis jeder einmal die Position gewechselt hat.
Gewinner ist die Mannschaft, die als Erste eine bestimmte Anzahl an Durchgängen geschafft hat - oder die mit ihrem beweglichen Tunnel eine bestimmte Wegstrecke zurückgelegt hat.

Tipp

Achten Sie bei der Mannschaftsaufstellung darauf, dass für den „Tunnelbau" genügend Platz nach vorn bleibt für die Spieler, die sich jeweils vorn anstellen müssen.
Üben Sie vor dem Spiel mit Ihrer Gruppe das „richtige Bücken", das dann gleich von den jeweiligen Spielern am vorderen und hinteren Ende durchgeführt werden soll: Rücken möglichst gerade lassen und in die Knie gehen. Der Kopf soll ganz bewusst nicht übermäßig nach unten geneigt werden, da dies Schwindel auslösen kann!

Differenzierung

- **leichter:** alternative „Spielarten" zum Rollen: den Ball kicken; seitlich mit den Händen durch die Reihe reichen (seitliche Drehung); rückwärts über Kopf durch die Reihe geben; Spaß statt Tempo betonen

+ **schwieriger:** Tempo steigern; auf Zeit spielen: Wie viele Durchgänge schaffen die Mannschaften in 5 Minuten?

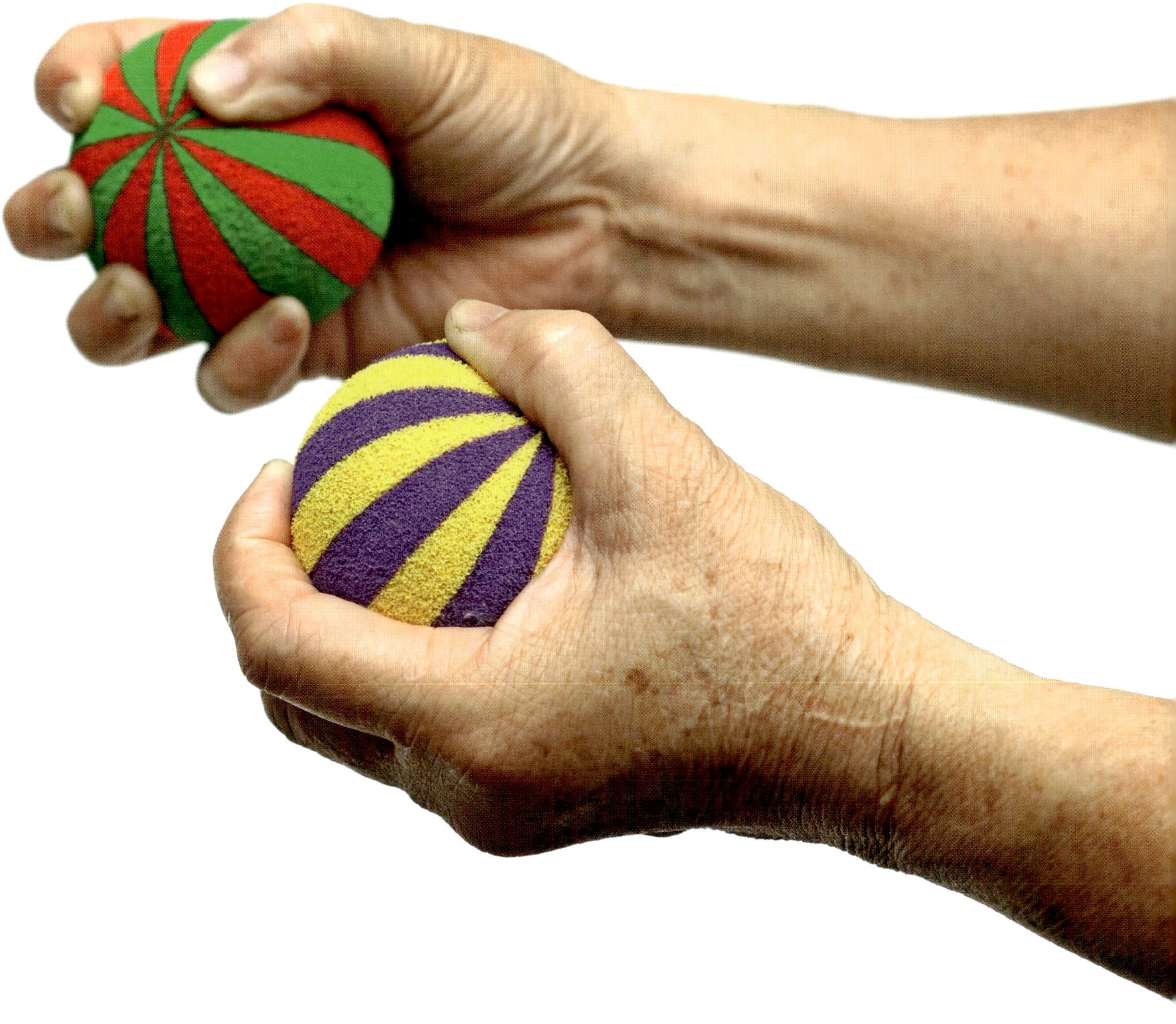

5 Stationen-Ball

Material

- 1 Ball (z. B. Schaumstoffball)
- 5–6 Reifen
- Säckchen (s. S. 182) für die Hälfte der Teilnehmer

ca. 15 Minuten

Organisationsform:
2 Mannschaften ab 6 Spielern: Eine durchläuft die ausgelegten Reifen-Stationen, die andere verteilt sich im Spielfeld, um den Ball zu fangen.

Ziel:
Balance fördern, Wahrnehmungsfähigkeit trainieren, Reaktionsfähigkeit schulen

Ablauf

Die Grundidee ist die des Brennballs. Will man aber das Tempo und die damit verbundenen Risiken (Überlastung, Sturzgefahr) reduzieren, so kann ein neuer Schwerpunkt gesetzt werden: die Balance (oder andere Geschicklichkeitsübungen).

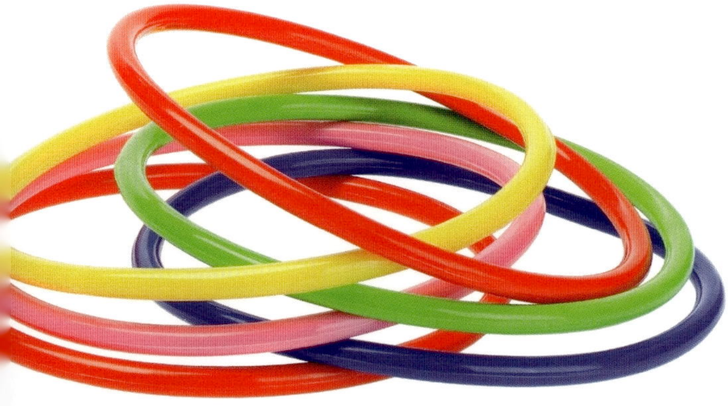

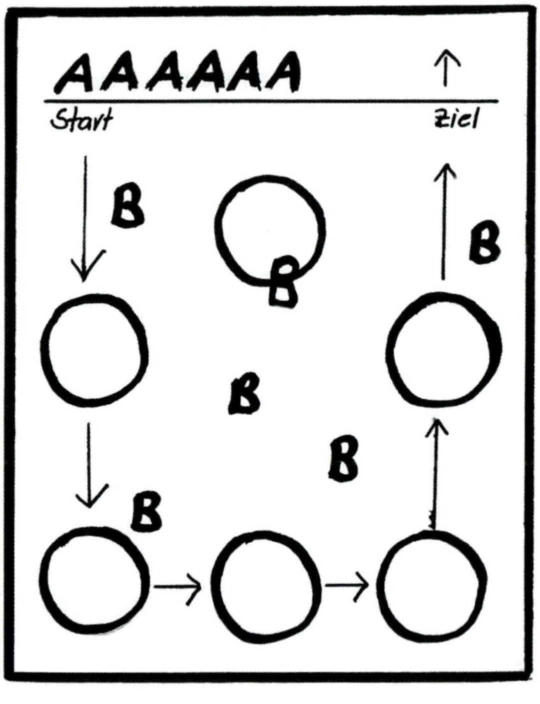

Gruppe A stellt sich hinter einer Startlinie am Spielfeldrand auf. Gruppe B verteilt sich auf dem Spielfeld. In der Mitte des Spielfelds liegt ein Reifen. Gruppe B ernennt einen „Reifenspieler", der mit einem Bein in diesem Reifen steht.

Die restlichen Reifen liegen auf dem Spielfeld verteilt (siehe Skizze). Der erste Läufer der Gruppe A spielt den Ball weit in den Raum hinein und läuft nun, ein Säckchen auf dem Handrücken oder auf dem Kopf balancierend, zur nächsten Reifen-Station. Dort ist er in Sicherheit. Gelingt ihm dies nicht, weil das Säckchen hinunterfällt oder die gegnerische Mannschaft den Ball vorher fängt, muss er von vorn beginnen.

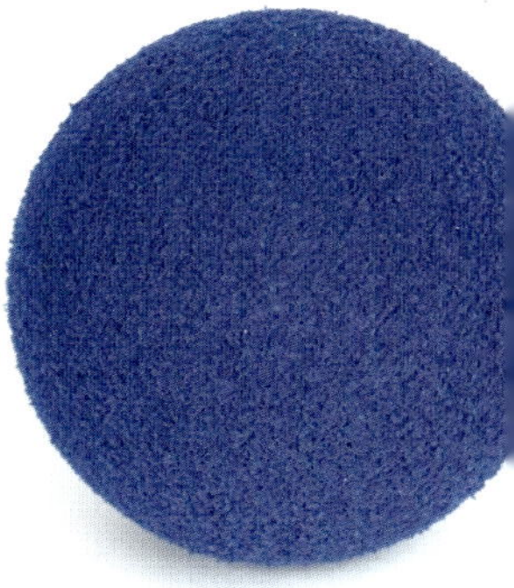

Gruppe B versucht, den Ball zu fangen und ihn dem Reifenspieler zuzuspielen. Dieser prellt den Ball in den Reifen und ruft „verbrannt!". In diesem Moment müssen Läufer der Gruppe A in einem Reifen stehen oder das Ziel erreicht haben, sonst müssen sie von Neuem beginnen. Der Reifenspieler wirft den Ball dann zum nächsten Läufer der Gruppe A. Dieser spielt ihn wiederum in den Raum hinein und läuft ebenfalls los. Dabei muss er entscheiden, ob er nur bis zum nächsten Reifen läuft oder weiter (bis zur Ziellinie). Alle Läufer, die mit Säckchen die Ziellinie durchlaufen, bekommen einen Punkt.

Das Spiel endet nach Ablauf der vorher festgelegten Zeit, die jede Gruppe zur Verfügung hat. Diese richtet sich stark nach der Gruppengröße und kann während des ersten Durchlaufs festgelegt werden – ca. 5 Minuten oder mindestens 2–3 Durchgänge pro Person. Ist die Zeit abgelaufen, werden die Punkte der einzelnen Läufer zu einem Mannschaftsergebnis addiert und die Gruppen gewechselt. Gewinner ist die Mannschaft, die am meisten Punkte erzielt hat.

Differenzierung

- **leichter:** viele Reifen als Stationen auslegen; Variation des Balles und der Spielart (passen, kicken)

+ **schwieriger:** Säckchen auf verschiedenen Körperteilen balancieren (Schulter, Kopf …) Aber Achtung! Reifen im Blick behalten!

6. Der Weg ist das Ziel!

Kooperationsspiele

Kooperationsspiele sind in erster Linie Spiele, bei denen es keine Gewinner oder Verlierer gibt. Die Gruppe stellt sich gemeinsam einer Aufgabe und versucht, sie miteinander zu lösen: Teamfähigkeit ist gefragt.
Das gemeinsame Bewältigen von Bewegungsaufgaben stärkt den Zusammenhalt in Ihrer Gruppe und fördert das soziale Lernen des Einzelnen, das gerade im Alter wieder an Bedeutung gewinnt, wenn Kommunikation und Zusammenhalt im Alltag unverzichtbar werden.

Hier sollen deshalb unterschiedliche Problemlösungsstrategien zur Bewältigung von Bewegungsaufgaben ausprobiert werden. Gemeinsam wird ein Parcourstraining durchschritten. Ansprechende große Materialien wie Tücher oder Fallschirm kommen ebenfalls zum Einsatz, und auch kreative Elemente wie das Schattenspiel haben hier ihren Platz.
Seien Sie mutig, und probieren Sie mal etwas Neues!
Sicherlich werden diese kreativen Formen des Bewegungsangebots nicht alle erreichen, aber manche Teilnehmer lassen sich sicherlich mitreißen. Und für die, die einen Zugang zu „Spielereien" haben, stellt gerade das Schattenspiel eine Bewegungsherausforderung auf ganz besonderer Ebene dar, die nicht sportlich, sondern spielerisch-experimentell motiviert ist.

1 Sonntagszeitung

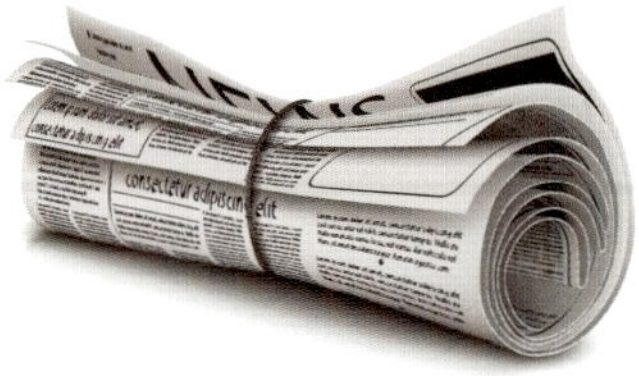

Material
- Zeitungen (max. 1 Blatt pro Teilnehmer)

beliebig

Organisationsform:
verschiedene Ideen für Bewegungsspiele mit Zeitung

Ziel:
Balance schulen, Wahrnehmungsfähigkeit fördern, Beweglichkeit verbessern

Ablauf

Hier finden Sie Ideen und Anregungen, wie Sie die „Sonntagszeitung" als Alltagsmaterial motivierend in Ihrer Gruppe einsetzen können. Dabei können Sie einzelne Spiele herausgreifen oder auch eine ganze „Zeitungsstunde" anbieten:

1. Aufwärmen: Zeitungspapier auf dem Kopf balancieren und dabei langsam durch den Raum laufen. Bei Begegnung mit Partner: Begrüßung mit Händedruck.

2. Ausprobieren des Gerätes „Zeitung" für den Einzelnen:
- von weit oben fallen lassen und wieder auffangen
- Zeitung an die Brust drücken, dann mit Zeitung vor dem Körper laufen und Zeitung dabei loslassen
- am Ende einer „Zeitungsstunde": Wer schafft es, den längsten Streifen zu reißen? (Handmotorik!)

3. Dehnen und Kräftigen mit Zeitung:
- langes „Zeitunglesen" mit gestreckten Armen (Kräftigung)
- die lange Seite mehrmals falten, Zeitung an den Enden fassen; Arme nach oben ausstrecken, Seitbeuge machen und dabei Zeitung als Zughilfe (ähnlich dem Seil) einsetzen

- einem hinter dem Rücken stehenden Partner „die Hand reichen“: Hand mit gefalteter Zeitung (als Verlängerung) über die Schulter legen

4. Bewegungsideen für die Gruppe:

- Zeitungslauf: Der Läufer hat zwei Zeitungsblätter: auf einem steht er, das andere legt er vor sich hin. Nun steigt er auf dieses Blatt. Er nimmt das nun frei gewordene, legt es vor sich hin und steigt darauf. (Achtung, auf Rutschgefahr bzw. Schwindelgefahr achten! Tempo im Auge behalten – kein Wettkampf, nur Geschicklichkeit!)
- Laufstrecke als „Skilanglauf“ mit jeweils einem Zeitungsblatt unter dem Fuß (rutschen erwünscht, evtl. Absicherung durch mitlaufenden Partner)
- Zeitungsinsel: Die gesamte Gruppe stellt sich auf ein Stück Zeitungspapier; dazu evtl. mehrere Blätter aneinanderkleben; groß beginnen, dann durch Falten des Papiers immer kleiner werden!
- zum Schluss: Zeitungszielwurf in einen Korb oder Zeitungsweitwurf (Kreative knüllen ihr Blatt oder falten einen Flieger!)

Differenzierung

Da bei diesen Vorschlägen das Ausprobieren und das Kreativwerden im Mittelpunkt stehen, ergibt sich eine individuell angepasste Übungsausführung von selbst. Einzelnen Teilnehmern können Sie jedoch ermutigend zur Seite stehen!

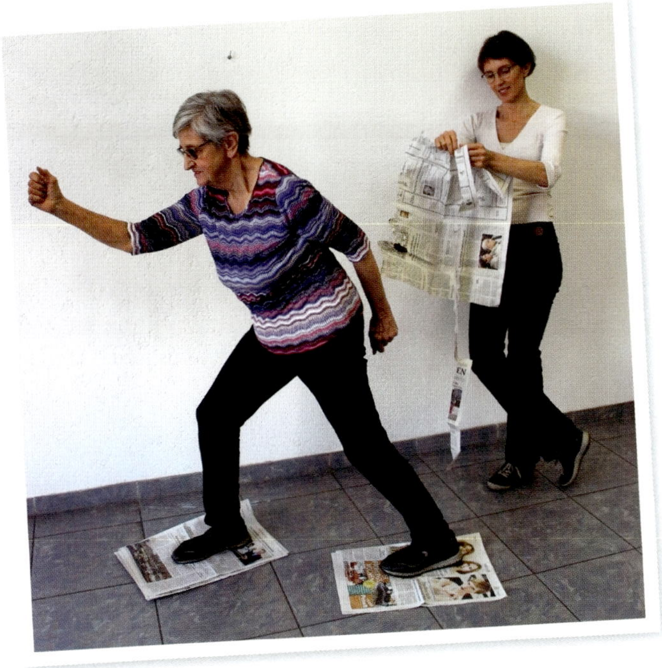

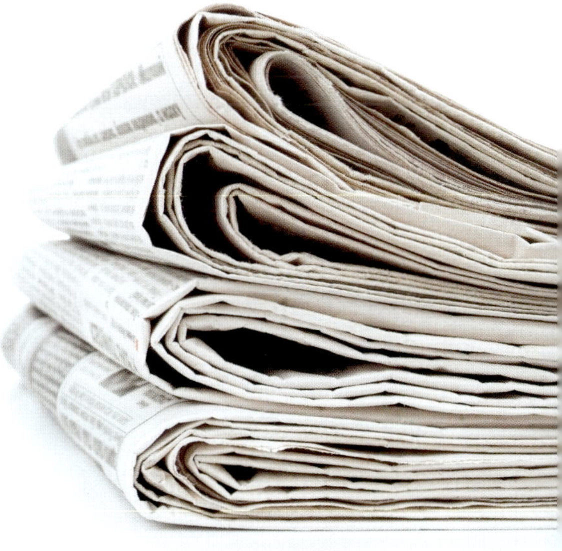

2 Luftballonspiele

Material
- Luftballons, evtl. Luftpumpe

beliebig

Organisationsform:
verschiedene Ideen für Bewegungsimpulse mit Luftballons

Ziel:
Koordination schulen, Kooperation fördern

Ablauf

Luftballonspiele: nichts Neues?
Vielleicht – aber gerade für den Einsatz im Seniorenbereich sind sie sehr gut geeignet, weil damit quasi ohne Gewicht sehr gelenkschonend und motivierend zur Bewegung angeregt wird. Deshalb darf eine kleine Sammlung an Bewegungsideen mit diesem tollen Material nicht fehlen:
Für das Aufblasen und Verknoten des Ballons sollte im Vorfeld die Übungsleitung sorgen. Eine Luftballonpumpe leistet hier gute Dienste. Sind die Ballons erst einmal befüllt, werden oft ganz selbstverständlich einige Bewegungs- und Spielformen ausprobiert:

1. Aufwärmen:
- jeder für sich: Luftballon hochwerfen; der Ballon muss in der Luft bleiben und darf den Boden nicht berühren; dabei dürfen verschiedene Körperteile benutzt (linke/rechte Hand, Knie, Füße, Kopf) und unterschiedliche Spielarten ausprobiert werden
- mit dem Luftballon laufen, ohne diesen mit den Händen festzuhalten (verschiedene Lösungen)
- paarweise mit einem Luftballon: Die Partner spielen sich den Luftballon gegenseitig zu. Wer schafft die meisten Berührungen, bevor der Ballon zu Boden fällt? (Aufstellen eines Rekords)

2. Dehnen und Kräftigen mit Luftballons:

- den Luftballon rund um den Körper kreisen lassen (um das Becken, durch die Beine, um den Kopf) – verschiedene Ebenen nutzen und Richtungswechsel einbauen
- mit den Händen oder Unterarmen sanft gegen den Ballon drücken und halten (z. B. von außen zur Mitte drücken oder von oben/unten zur Mitte gegen den Luftballon-Widerstand)
- Finger einzeln heben oder andrücken: Die Finger werden von 1 bis 10 durchnummeriert (Absprache). Dann beide Hände mit gespreizten Fingern um den Ballon legen. Auf Zuruf einer Zahl (z. B. 3) muss dann der entsprechende Finger (linker Mittelfinger) gegen den Ballon gedrückt oder angehoben werden.

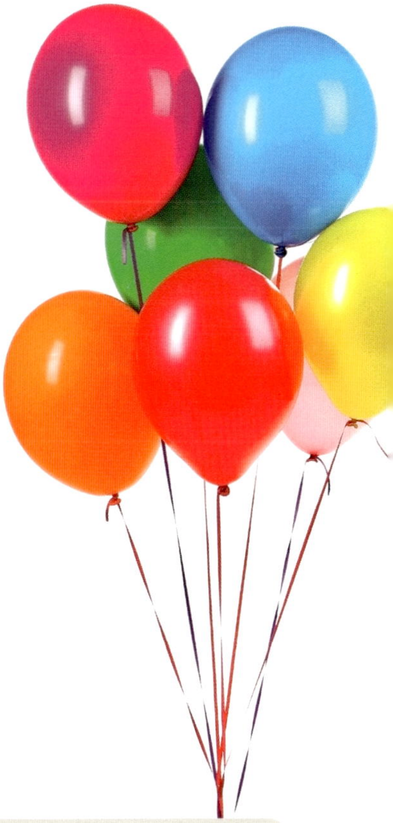

3. Bewegungs- und Spielideen für die Gruppe:

- paarweise mit 1 bis 2 Luftballons eine Strecke ohne Handeinsatz laufen (ohne Vorgabe oder mit Anweisung wie z. B.: Ballon zwischen Oberkörper, Rücken, Beine, Köpfe klemmen)
- Geschicklichkeitsläufe: z. B. Ballon mit Stöcken transportieren
- Ballonkönig: Die Teilnehmer bewegen sich zu Musik quer durch den Raum, die Ballons befinden sich in der Mitte (immer 1 Ballon weniger als Mitspieler); bei Musikstopp nimmt sich jeder 1 Ballon; der Spieler ohne Ballon muss ausscheiden; wer als Letzter übrig ist, wird Ballonkönig!
- Volleyball mit Luftballon: zwei Mannschaften mit maximal vier Spielern versuchen, den Luftballon über eine Schnur in der Mitte des Spielfelds zu stoßen (Ballon nicht festhalten); dieses Spiel ist auch im Sitzen möglich

Die Tochter einer Teilnehmerin berichtet:

Auf die Idee, meiner Mutter einen Luftballon mitzubringen, kam ich eigentlich, als ich meine kleine Tochter von einem Kindergeburtstag abholte. Sie führte einen himmelblauen Luftballon mit Tupfen hinter sich wie einen Hund an der Leine – himmelblau mit Tupfen, das hatte ich noch nie gesehen! Meine Mutter, die im Rollstuhl sitzt, sollte auf Anraten des Arztes ihre linke Hand ein wenig trainieren. Nach einer kleinen Verletzung benutzte sie diese gar nicht mehr, und in ihrer Demenz bestand die Gefahr, dass sie die linke Seite vergaß und dadurch immer unbeweglicher wurde. Da band ich ihr einen gasgefüllten Luftballon auf die linke Seite des Rollstuhls. Ihre Augen leuchteten, und sie begann unwillkürlich, mit ihrer linken Hand an der Schnur zu ziehen – und sie so immer wieder zu benutzen.

3 Waschtag

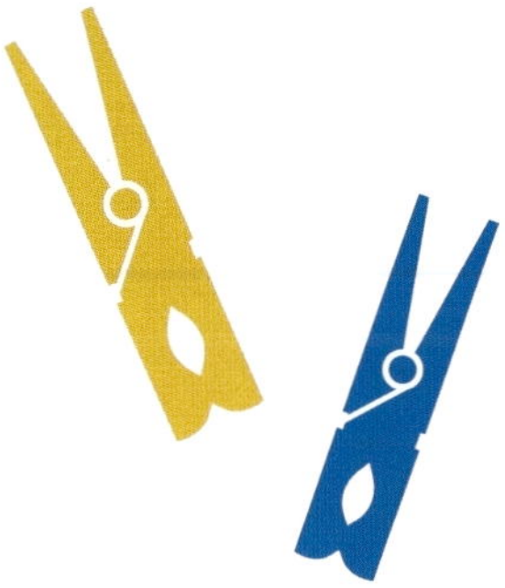

Material (pro Gruppe)
- 1 Wäscheleine oder Schnur
- Wäscheklammern
- Wäschekorb (oder Karton) mit Wäschestücken

ca. 15 Minuten, beliebig

Organisationsform:
zwei Mannschaften, 1-2 Wäscheleinen quer durch den Raum

Ziel:
Geschicklichkeit fördern (Fingermotorik), Bewegungsaufgabe mit Alltagsbezug kreativ lösen, Spaß

Ablauf

Teilen Sie Ihre Gruppe in zwei Mannschaften auf. Jede erhält einen Wäschekorb und Klammern und soll an ihrer Wäscheleine Kleidungsstücke befestigen.

Weitere Anweisungen werden bewusst nicht gegeben, denn jede Gruppe soll eine eigene Strategie hierzu entwickeln. Ziel ist es, innerhalb einer bestimmten Zeit (2–3 Minuten, je nach Länge der Leine) möglichst viele Wäschestücke auf die Leine zu hängen (oder auch wieder abzuhängen). Verschiedene Varianten können hierbei genutzt werden (s. u.). In mehreren Durchgängen kann mit unterschiedlicher Fokussierung gespielt werden.

Differenzierung

- Leinen in unterschiedlicher Höhe anbringen (je tiefer, desto leichter),
- Verteilen von Punkten für richtiges Aufhängen (vorher festlegen, wie was hängen soll)
- Gruppenaufgabe erweitern: Wäschekorb transportieren, Wäsche auf- und wieder abhängen, Wäsche zusammenlegen
- gemeinsamer Rekordversuch an 1 Wäscheleine: Wie viele Wäschestücke können alle gemeinsam in 2 Minuten aufhängen? (Wäschestücke müssen sich berühren)
- kreatives Wäscheaufhängen (z. B. 5 Teile mit 3 Klammern)

Spiele mit den Wäscheklammern:

- Gemeinsam gegen die Zeit: Jede Mannschaft sucht einen Freiwilligen. Nach einem Startsignal wird der Inhalt von einem Beutel Wäscheklammern an der Kleidung des Freiwilligen befestigt. Wie lange braucht jede Mannschaft, bis der Beutel leer ist?
- Klammeraffen: Die Teilnehmer finden sich zu zweit zusammen. Ihre Kleidung wird mit 5 Wäscheklammern zusammengeheftet. So müssen sie sich zusammen durch den Raum bewegen. Wie weit kommt jedes Paar, ohne eine Klammer zu verlieren?

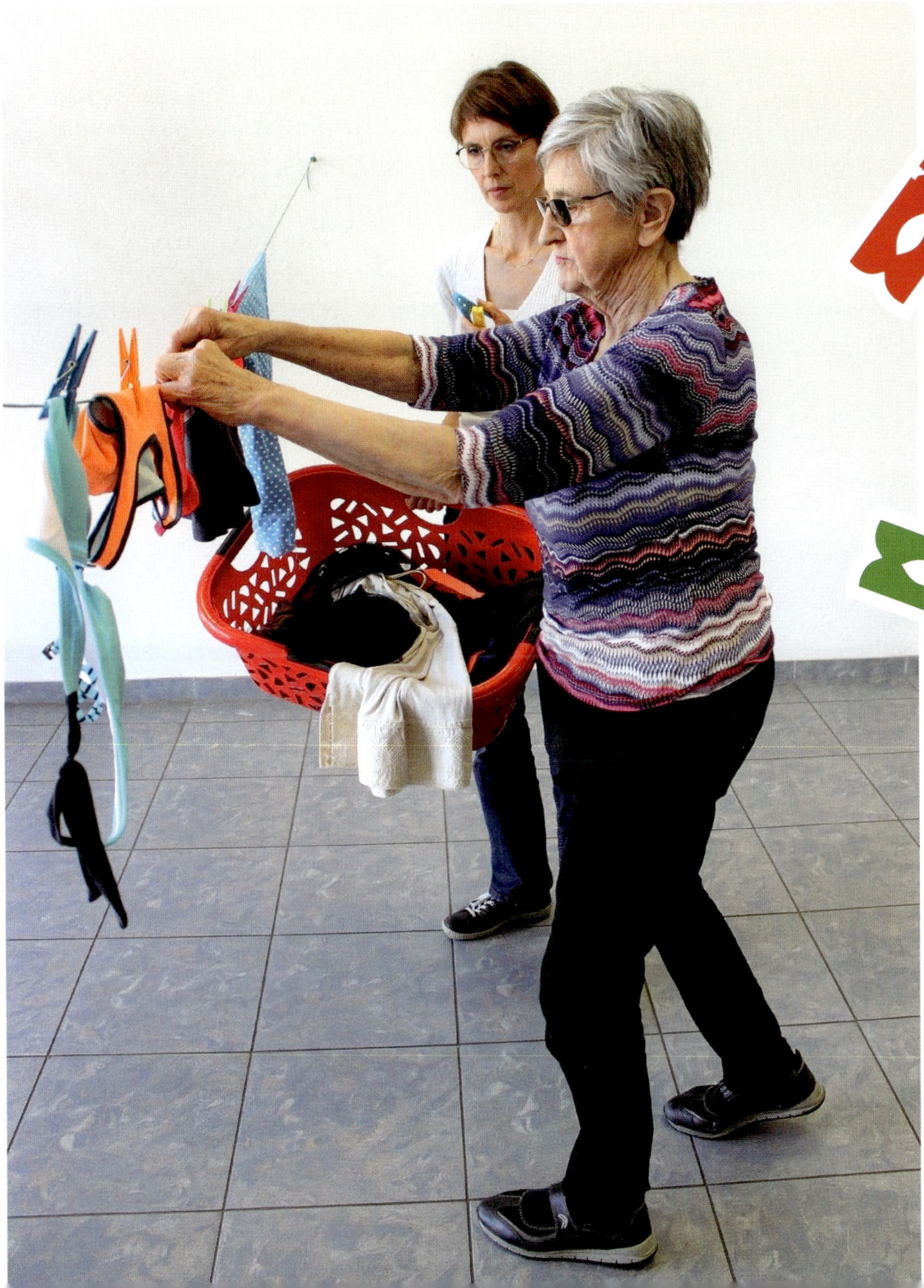

4 Fließband

Material

- pro Gruppe 1 großer Gymnastikball
- pro Teilnehmer ein Stuhl

ca. 5 Minuten

Organisationsform:
eine oder mehrere Gruppen, die Teilnehmer jeder Gruppe sitzen hintereinander in einer Reihe oder in zwei Reihen paarweise gegenüber (je nach Gruppengröße)

Ziel:
Beweglichkeit schulen, in der Gruppe kooperieren, Geschicklichkeit verbessern

Ablauf

Die Gruppe soll gemeinsam als „Fließband" agieren und unterschiedliche Gegenstände durch ihre Reihe transportieren.

Die Teilnehmer sitzen in einer Stuhlreihe hintereinander und geben ihren Ball von vorne nach hinten durch die Reihe (über den Kopf oder seitlich); oder sie sitzen nebeneinander und geben den Ball von einem zum Nächsten.

Große Gruppen können sich in zwei Stuhlreihen gegenübersitzen. Der große Ball wird dann von den Teilnehmern beider Reihen gemeinsam durch die Reihe gegeben.

Tipp

Große Gymnastikbälle eignen sich hervorragend hierfür.

Sollten Sie diese nicht einsetzen können, so suchen Sie einen Ersatz, der groß, aber nicht allzu schwer ist und kein Verletzungsrisiko darstellt.

- Fließband mit Balltransport im Stehen
- Fließband mit Balltransport im Liegen: Die Teilnehmer liegen in zwei Reihen nebeneinander auf dem Boden:
  - Die Reihen liegen Kopf an Kopf. Der Ball wird von allen gemeinsam mit den Händen durch diese Doppelreihe gereicht.
  - Die Reihen liegen Fuß an Fuß (mit angewinkelten Beinen!) und transportieren den Ball mit den Füßen (schwierige Variante).

Differenzierung

- als Gruppenspiel:
  Fließband in Kombination mit Reaktionstraining: zwei oder mehr Gruppen treten gegeneinander an:

  Der Spielleiter wirft eine große Münze, die die vordersten Spieler jeder Reihe gut erkennen können. Nur bei „Zahl" wird das Fließband aktiv: Der Ball wird über Kopf oder seitlich weitergereicht. Der letzte Spieler bringt den Ball dann zurück zur Spielleitung. Die schnellere Gruppe erhält dafür einen Punkt, und der nächste Durchlauf kann erneut mit Münzwurf gestartet werden.

  Machen Sie Ihrer Gruppe klar, dass es auf jeden Einzelnen ankommt! Die Schwächen des Einen werden durch andere mitgetragen und ausgeglichen – aber alle sind wichtig!

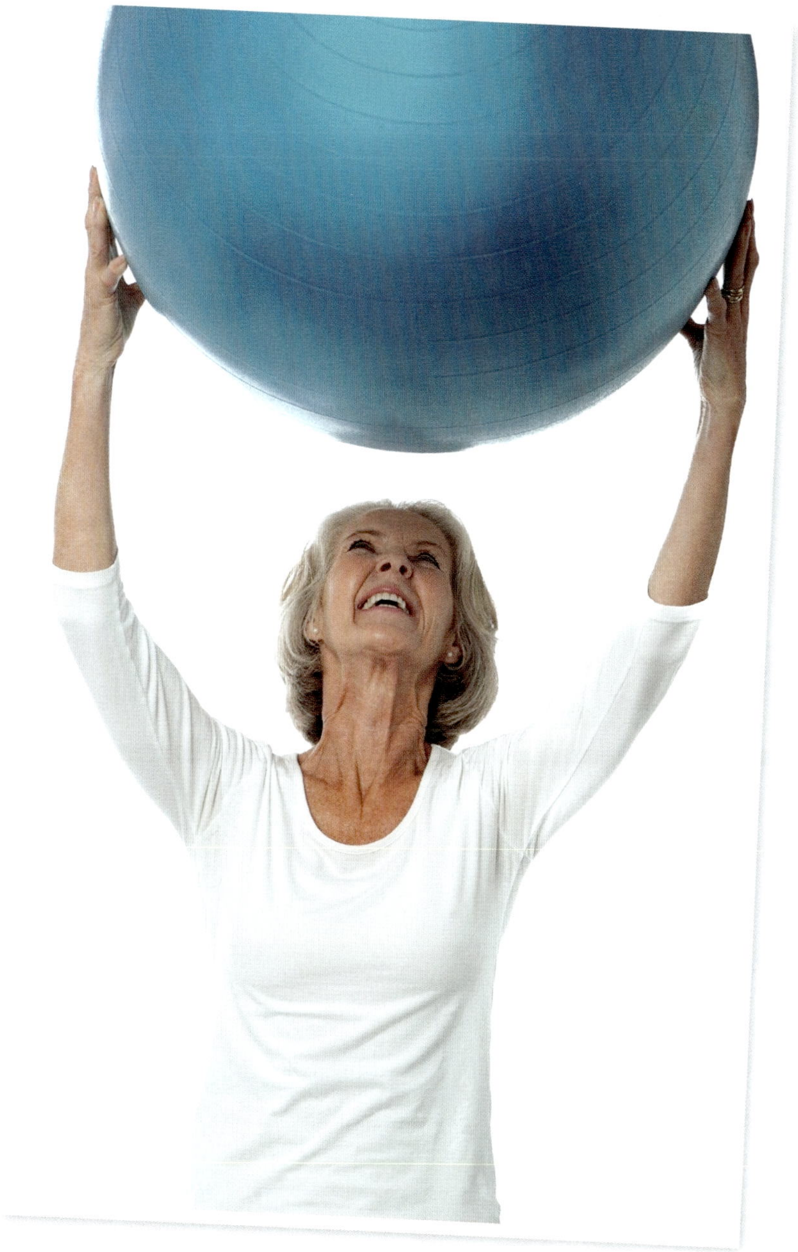

5 Gordischer Knoten

Material
- keins

ca. 5-10 Minuten

Organisationsform:
als Gruppe eng zusammen stehend

Ziel:
Beweglichkeit trainieren, in der Gruppe kooperieren, Orientierungsfähigkeit fördern

Ablauf

„Hand in Hand“: Alle Teilnehmer der Gruppe stehen in einem Kreis eng zusammen, schließen dann die Augen und strecken die Arme zur Mitte des Kreises hin aus. Nun versucht jeder, zwei freie Hände zu fassen.

Hat jede Hand einen Partner gefunden, so dürfen die Augen wieder geöffnet werden, und das „Entknoten“ beginnt: Die Teilnehmer steigen über die Handfassungen oder schlängeln sich unten hindurch: Die Hände dürfen dabei nicht losgelassen werden!

Das Spiel ist beendet, wenn der Knoten in einen, manchmal auch mehrere Kreise aufgelöst werden konnte!

Differenzierung

- **leichter:** kleine Gruppen; Erlaubnis zur kurzen Handlösung in besonders kniffligen Fällen; Einsatz von 1 bis 2 neutralen „Entknotern“, die von außen einen besseren Überblick haben und Hilfestellung beim „Drunter und Drüber“ geben

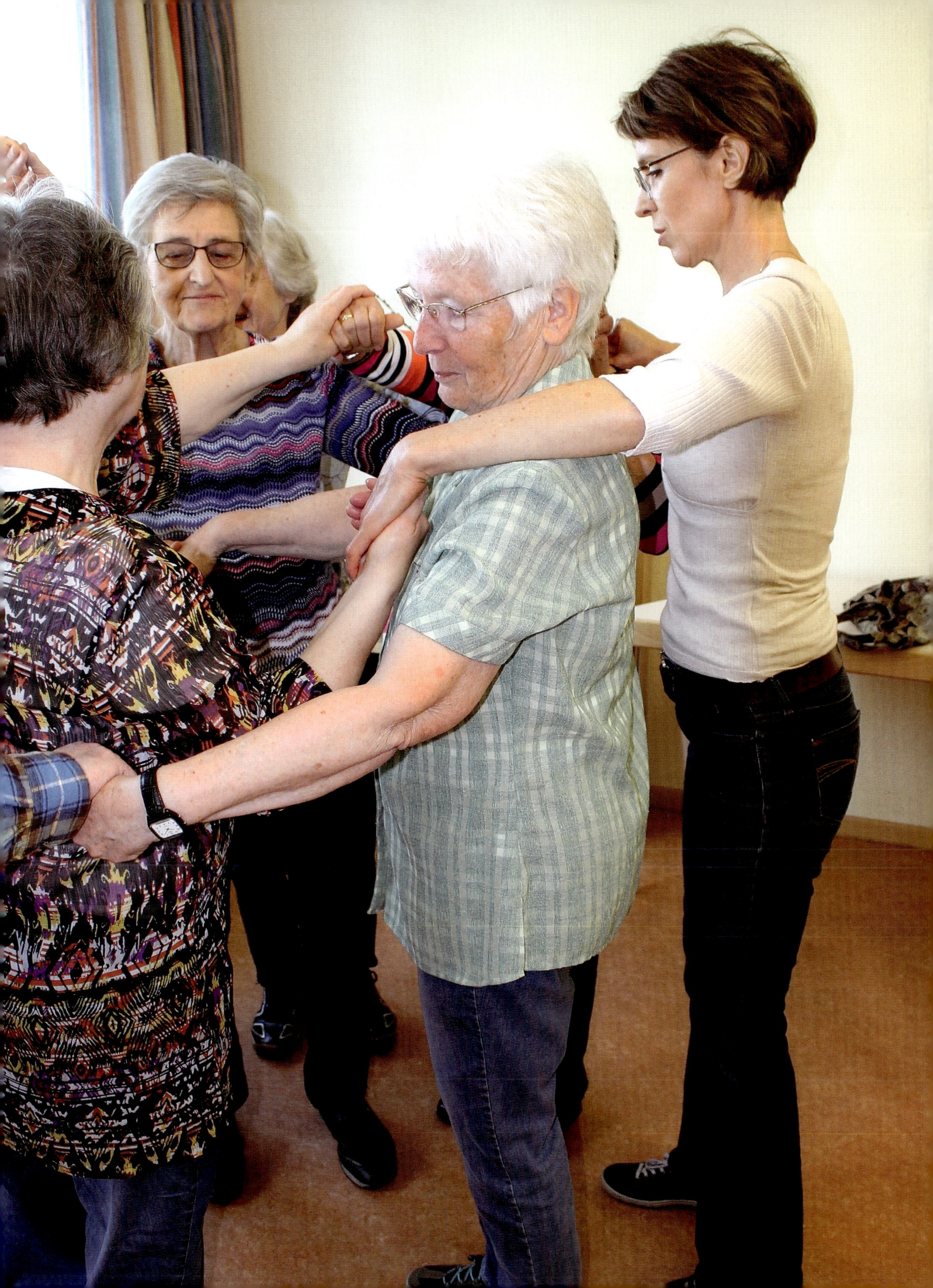

6 Parcours zur Sturzprophylaxe

Material
- s. einzelne Stationen

beliebig

Organisationsform:
Parcours mit verschiedenen Stationen, die einzeln, mit Partner oder in Kleingruppen durchlaufen werden

Ziel:
Schwerpunkt: Hüft- und Beinstreckmuskulatur trainieren, Koordination fördern (Balance-, Reaktions- und Orientierungsfähigkeit), motorisch-kognitive Fähigkeiten üben

Ablauf

Ein Parcours sollte immer aus Stationen mit verschiedenen Übungsschwerpunkten zusammengesetzt sein. Im Folgenden werden vier Bereiche mit zum Teil mehreren Übungsimpulsen vorgestellt, die zur Auswahl gedacht sind. Achten Sie darauf, dass jeder Teilnehmende die Hilfe bekommt, die er braucht. Bei sehr gemischten Gruppen bietet sich ein Durchlauf mit Partnerunterstützung oder in Kleingruppen an. Die beste Sturzprophylaxe ist außerdem, alltägliche Stolperfallen zu vermeiden und so fit wie möglich zu bleiben!

1.Station: richtiges Aufstehen
(Kräftigung der Oberschenkelmuskulatur als häufigste Schwachstelle)

Aufstehen vom Stuhl:
Der Teilnehmer sitzt auf dem vorderen Drittel des Stuhls, die Beine stehen parallel (aber nicht im 90°-Winkel, sondern im kleinstmöglichen Winkel im Kniegelenk).
Der Oberkörper wird nun gerade nach vorne verlagert (hierzu Hände auf die Brust, damit der Rücken gerade bleibt; die Ellenbogen zeigen nach außen). Oberkörper so weit nach vorn verlagern, bis das Gesäß angehoben und die Beine gestreckt werden können. Der Oberkörper richtet sich dabei wieder auf.

Danach erfolgt ein bewusstes Hinsetzen in umgekehrter Reihenfolge. (Rücken weiterhin gerade halten!) Die Übung wird individuell dosiert, bis eine Ermüdung der Muskulatur spürbar ist.
Differenzierung: Unterstützung mit den Händen durch Druck auf die Oberschenkel; oder Übung an einem Tisch sitzend ausführen und Hände aufstützen.

Rückengerechtes Aufstehen aus dem Liegen über die Seite:
Aus dem Liegen auf die linke Seite rollen und linken Unterarm anwinkeln. Über den Druck des linken Unterarms und der rechten Hand auf den Boden den Oberkörper leicht anheben. Linke Hand auf dem Boden aufstützen. Knie heranziehen und mit Blick auf den Boden in den Vierfüßlerstand gehen (auf Arme und Knie gestützt). Dann den nächsten Hocker oder Stuhl heranziehen, dort die Hände aufstützen und langsam aufstehen. Entsprechend über die rechte Seite aufstehen.

2. Stationen zum Lauftraining
Laufen über schiefe Ebenen und flexible Untergründe, an die sich die Teilnehmer anpassen müssen, um Gang- und Standunsicherheiten entgegenzuwirken:

- *Laufen über verschiedene Matten (Weichboden- und Niedersprungmatten)*

- *Variieren der Schrittlängen beim Laufen über Matten*

- *Hängebrücke:* Viele Seile werden mit den Enden an Barrenholme geknotet; die Teilnehmer setzen die Füße in die schwingenden Schlaufen und überqueren so die „Brücke"; die Barrenholme dienen zum Festhalten.

- *Rollbahn:* Unter dem Barren, im rechten Winkel zu den Barrenholmen, werden mehrere Gymnastikstäbe ausgelegt. Darauf wird ein Brett platziert. Die Teilnehmer gehen über diese „Rollbahn", die Barrenholme werden als Geländer zum Festhalten genutzt.

3. Stationen zur Förderung motorisch-kognitiver Fähigkeiten
Hier steht die „Multitasking-Fähigkeit" im Mittelpunkt, also die Schulung der Koordination. Mindestens zwei Aufgaben sollen gleichzeitig ausgeführt werden (s. auch Ballrennen oder Stadt – Land – Fluss, Seite 42, 40).

- einen Tischtennisball auf dem Schläger balancieren und dabei die 3er-Reihe oder ein bekanntes Gedicht aufsagen

- Kreisspiel mit zwei verschiedenen Bällen (z. B. rot und blau): roten Ball werfen, blauen Ball kicken

- Hula Hoop tanzen und dabei Rechenaufgaben lösen oder Gegensätze finden

4. Stationen für das Gleichgewichtstraining
Neben einigen Bewegungsimpulsen, die bereits ausführlicher vorgestellt wurden (s. Balance-Akt, Stationen-Ball, Seite 48, 126), können folgende Übungen eingesetzt werden, um Gleichgewichtsstörungen positiv zu beeinflussen. Die Übungsleitung muss hier ggf. für Hilfestellung sorgen.

- in den Zehenstand gehen und wieder absenken

- Zehenstand auf einem Bein

- stehen auf einem Bein mit geschlossenen Augen

- stehen auf einem Bein und dabei Arme kreisen

- für 2 bis 3 Minuten marschieren auf der Stelle (mit geschlossenen Augen)

- stehen auf einer zusammengerollten Gymnastikmatte

- mit Hilfestellung über einen Kissenberg balancieren; Steigerung: eine schwere Matte über die Kissen legen

- Säckchen auf dem Kopf balancieren (s. Seite 48)

- am Boden auf Seilen oder Linien balancieren (oder auf dem Schwebebalken balancieren)

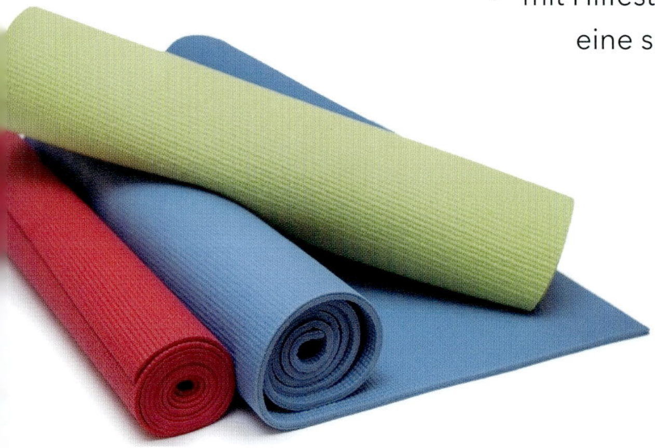

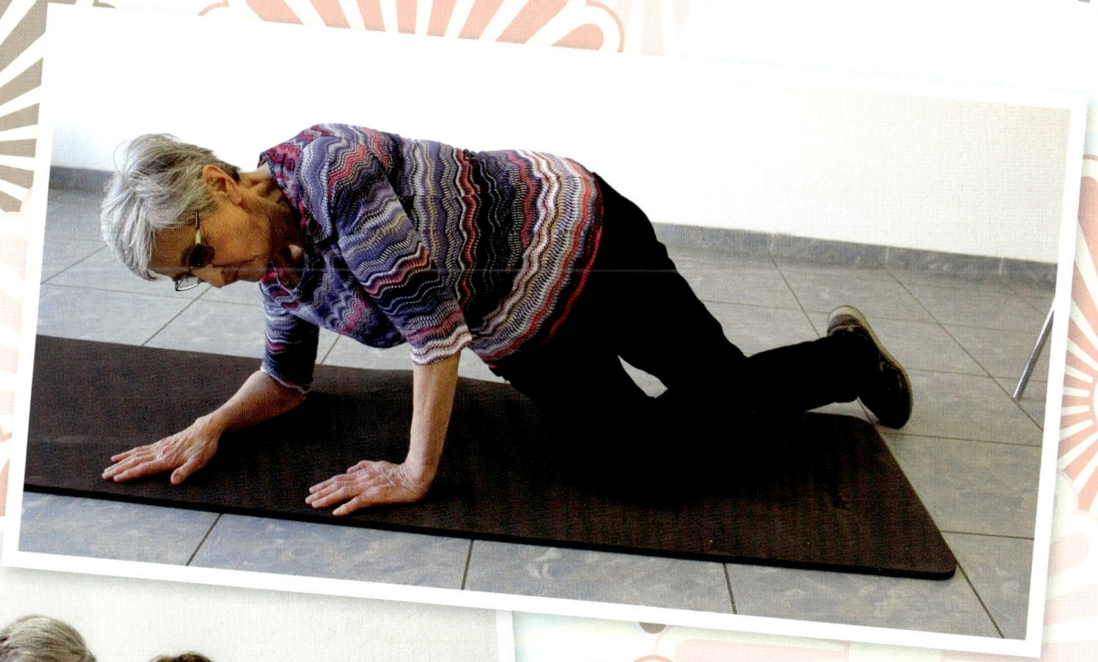

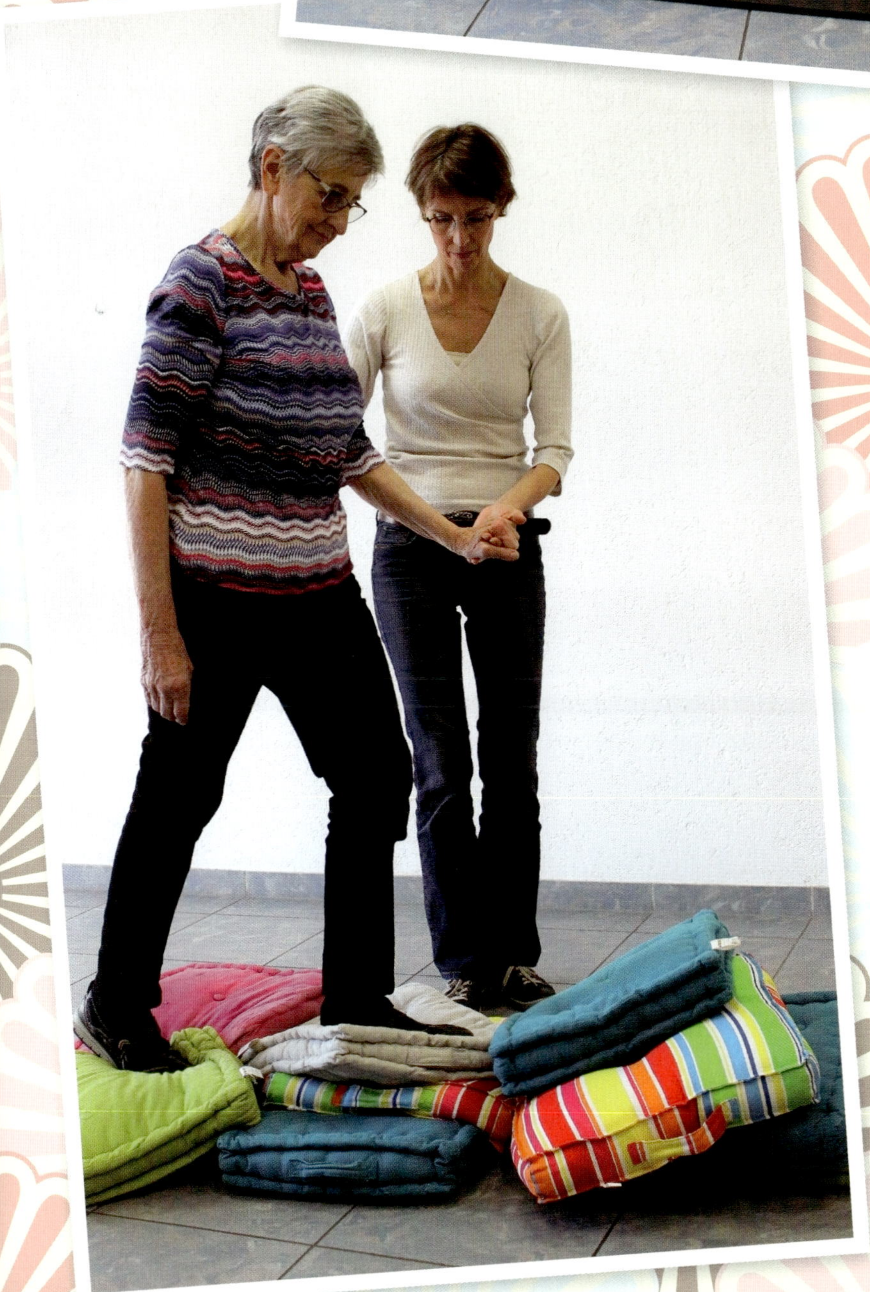

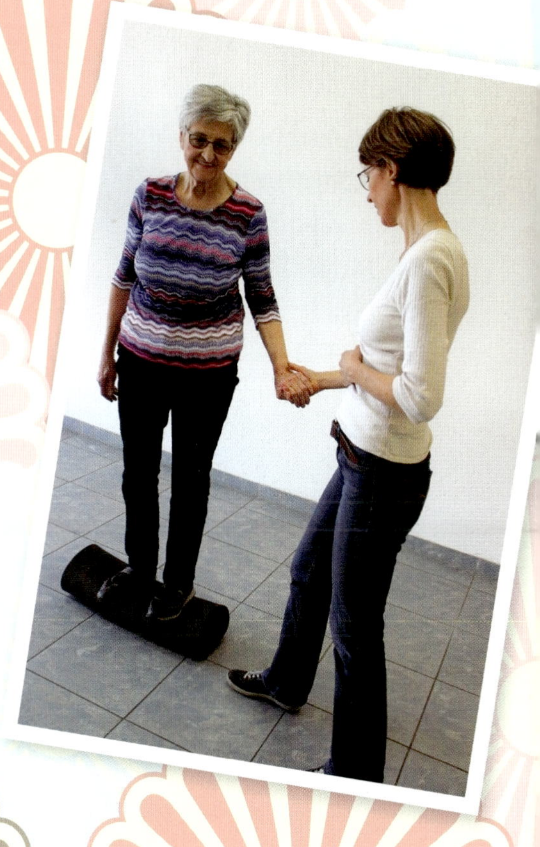

Spiele mit Tuch oder Fallschirm:

„Gemeinsam auf Tuchfühlung"

1 Bewegungsimpulse für Schwungspiel

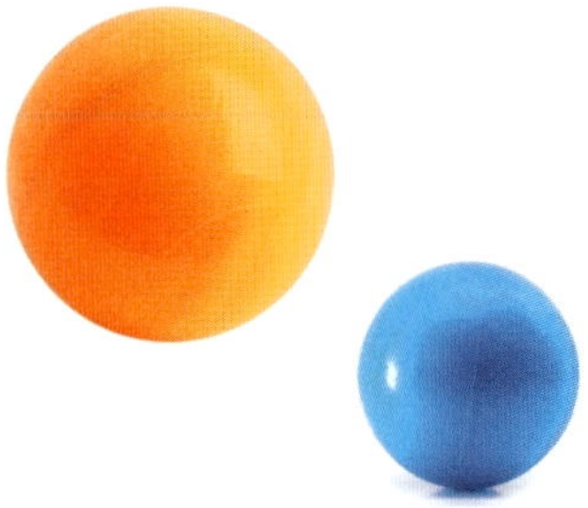

Material

- 1 Fallschirm oder mindestens 4 aneinander genähte Bettlaken (je nach Gruppengröße)
- Luftballons
- Tischtennisbälle

beliebig

Organisationsform:
Die Gruppe steht um das in der Mitte des Raumes ausgebreitete Tuch

Ziel:
Teamfähigkeit schulen, Freude am gemeinsamen Tun (Kooperation), Reaktionsfähigkeit fördern, Armmuskulatur kräftigen

Ablauf

„Mit vereinten Kräften" werden große Dinge bewegt! – So könnte das Motto einer Übungsstunde mit Schwungtuch lauten. Im Mittelpunkt steht auch hier das gemeinsame Tun, das Experimentieren mit motivierendem Material, weshalb nachfolgend kein einzelner Spielgedanke beschrieben wird, sondern verschiedene Ideen und Bewegungsimpulse für Ihre Arbeit mit diesem Material aufgezeigt werden sollen. Grundsätzlich fassen die Teilnehmer mit beiden Händen den äußeren Rand des Tuches:

- gemeinsames Schwingen mit unterschiedlich großen Auf- und Abbewegungen
- Schwingbewegung mit dem ganzen Körper ausführen (aus der Hocke in den Stand mit gestreckten Armen)

- La-Ola-Welle (reihum nacheinander aus der Tief- in die Hochbewegung und umgekehrt)
- gemeinsames Schwingen; dabei Luftballons (oder Tischtennisbälle) auf dem Tuch halten
- Tauchglocke: alle schwingen 2 kleine Bewegungen, und bei der folgenden großen Bewegung (Arme werden über den Kopf gestreckt) gehen alle einen Schritt nach innen, sodass eine große Glocke entsteht, und ziehen mit einem Schritt nach außen den Fallschirm wieder nach unten
- alle Teilnehmer werden von 1 bis 3 durchnummeriert, die einzelnen Zahlen erhalten auf Zuruf eine Aufgabe (z. B.: „Alle mit der Nummer 2: einmal um das Tuch laufen!")
- Platzwechsel: gemeinsam das Tuch hochschwingen; dabei wechseln einige auf Zuruf ihren Platz (z. B. alle, deren Vorname mit einem bestimmten Buchstaben beginnt; alle, die über 70, 80, 85 sind; usw. ...)
- Schneefall: ein Einzelner legt sich (oder setzt sich auf einen Stuhl) in die Mitte des Kreises, das Tuch wird erst hoch über ihn gehalten, dann ganz sanft immer tiefer geschwungen und schließlich über den Mitspieler gelegt (Entspannung)
- gemeinsames Schwingen zu Musik (z. B. „Die Moldau" von Bedrich Smetana)
- kleine Choreografie mit Tuch zur Musik:
  unterschiedlich große Schwünge
  Drehung am Platz, ohne loszulassen (mit Handwechsel)
  Platzwechsel: z. B. jeder Zweite läuft zwei Plätze weiter in eine einheitliche Richtung
  gemeinsam mit Tuch laufen: im Kreis oder in eine bestimmte Richtung, mit Richtungswechsel, Handwechsel etc.
  alle laufen in die Mitte, wieder auseinander usw.

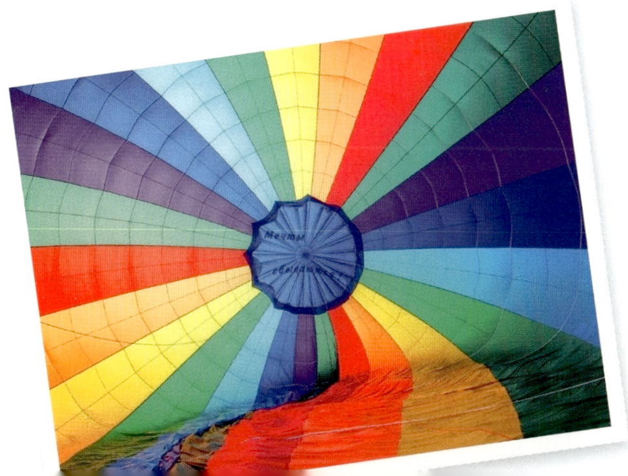

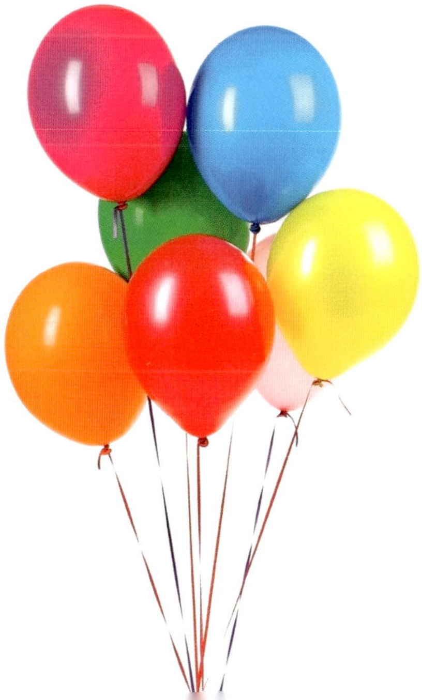

2 Teamwork gefragt

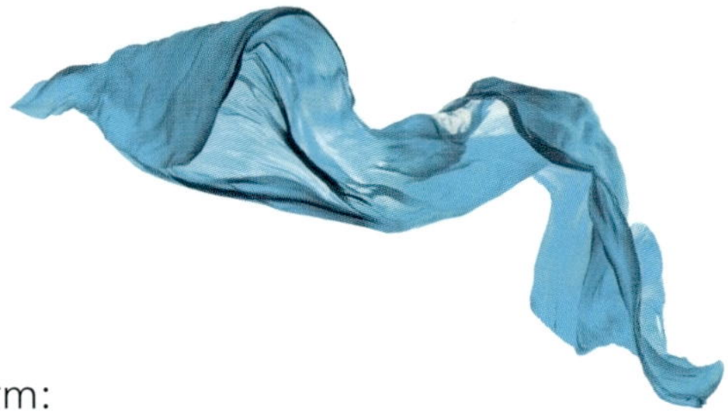

Material
- ein großes Tuch oder Fallschirm

5–10 Minuten

Organisationsform:
Alle Teilnehmer stehen auf dem Tuch.

Ziel:
Kooperation fördern, Geschicklichkeit schulen, Spaß

Ablauf

Alle Teilnehmer stehen auf einem großen Tuch oder einem Fallschirm. Aufgabe ist nun, diesen zu wenden, ohne ihn dabei zu verlassen. Der Boden außerhalb des Fallschirmes darf also nicht berührt werden!
Wie oft kann das Tuch gefaltet und immer noch gewendet werden?

Interessant ist, dass Sie nebenbei viel über die Gruppenstruktur und die Rolle Einzelner erfahren. Bei diesem Spiel wird sehr schnell klar, wer außer Ihnen noch das Sagen in Ihrer Gruppe hat!

Differenzierung

Differenzierungsmöglichkeiten ergeben sich bei allen Kooperationsspielen quasi von selbst!

Je kleiner die zur Verfügung stehende Fläche, desto schwieriger wird die Aufgabe und umso enger müssen die Teilnehmer zusammenrutschen, umso mehr einander stützen und auf einem Bein balancieren!

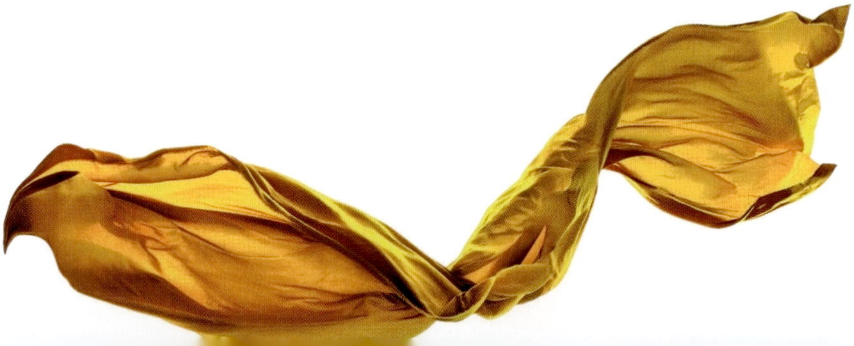

3 Ball über die Schnur – mal anders

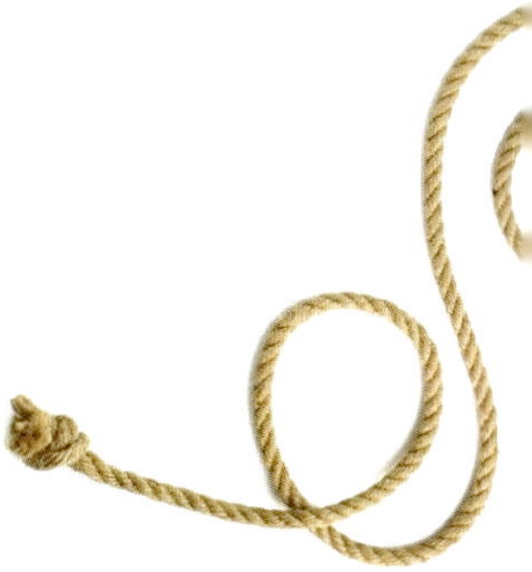

Material

- paarweise ein Handtuch
- ein leichter Ball (Wasserball oder Schaumstoffball)
- Schnur (oder Wäscheleine)

15–20 Minuten

Organisationsform:
in zwei Mannschaften auf einem Volleyballfeld: paarweise wird der Ball mit einem Handtuch über eine Schnur gespielt

Ziel:
Kooperation fördern, Orientierungsfähigkeit schulen, Koordination verbessern

Ablauf

Bevor mit dem Spiel gestartet werden kann, sollten sich zunächst alle Paare an ihr neues „Sportgerät" gewöhnen: Dazu stellen sich alle Mitspieler paarweise gegenüber. Jeder hält zwei Enden des Handtuchs fest. Der Ball liegt auf dem Handtuch. Nun wird der Ball gemeinsam hochgespielt und wieder im Handtuch aufgefangen. – Ein gemeinsamer Rekord kann aufgestellt werden.

Nach dieser Eingewöhnungsphase kann mit dem Spiel innerhalb eines Spielfeldes begonnen werden. Ziel des Spiels ist es, den Ball so über eine Schnur (ca. 1,50 m hoch) zu spielen, dass er auf der gegnerischen Seite den Boden berührt (= Punkt). Die Gegner versuchen, den Ball mit ihrem Handtuch abzufangen und zurückzuspielen.

Differenzierung

- **leichter:** 2 Paare oder 4 Paare spielen gegeneinander auf einem kleinen Spielfeld

\+ **schwieriger:** 2 gegen 2 Paare bei größerem Spielfeld; 6 Paare pro Mannschaft auf festen Positionen eines Volleyballfelds, dreimaliges Zuspiel innerhalb einer Mannschaft erlaubt, Zählweise wie beim Volleyball

4 Denkmal bauen

Material

- keins; eventuell verschiedene Tücher (alte Vorhänge oder Tischdecken) und Schnüre, Seile oder Bänder

beliebig

Organisationsform:
eine oder mehrere Personen werden zu einem Denkmal aufgestellt

Ziel:
Kooperationsfähigkeit üben, Gleichgewichtssinn trainieren, verschiedene Muskelgruppen kräftigen (Halteposition)

Ablauf

Wohl jeder erinnert sich an die Verhüllung des Berliner Reichstags 1995 durch den Künstler Christo. Christo ist nun auch bei uns angekommen:

Die Teilnehmer verwandeln sich in Kunstwerke der Verhüllung. Teilen Sie Ihre Gruppe hierfür so ein, dass ca. 2 Denkmalbauer an 2–3 Figuren experimentieren können. Welche interessante Denkmal-Pose können die Figuren einnehmen – und eine Weile halten?

Nach vorheriger Absprache mit den Modellen und entsprechenden Sicherheitsvorkehrungen (genug Atemluft) darf das eine oder andere Denkmal dann vielleicht im Christo-Stil verhüllt werden. Dazu dienen die Tücher und Bänder.

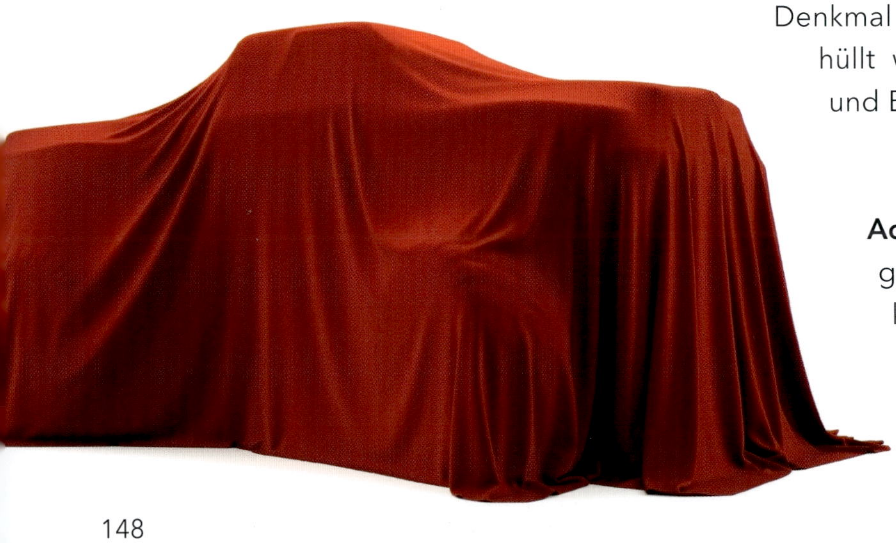

Achtung: Bänder nur locker befestigen, damit sie schnell gelöst werden können!

Besonders gelungene Modelle können fotografiert werden und andere Gruppen zum Nachbau motivieren.

Tipp

Differenzierung

- **leichter:** Geben Sie Kriterien für einen künstlerischen Wettbewerb vor (Thema, Titel des Werkes, ggf. Accessoires) und lassen Sie dann die einzelnen Gruppen kreativ tätig werden!

+ **schwieriger:** Suchen Sie ein Foto eines interessanten Denkmals, das ihre Teilnehmer anschließend in Gruppen nachbilden sollen. Beschreiben Sie ihnen dieses Denkmal so genau wie möglich, ohne das Foto zu zeigen. Wer kommt dem Original am Nächsten?

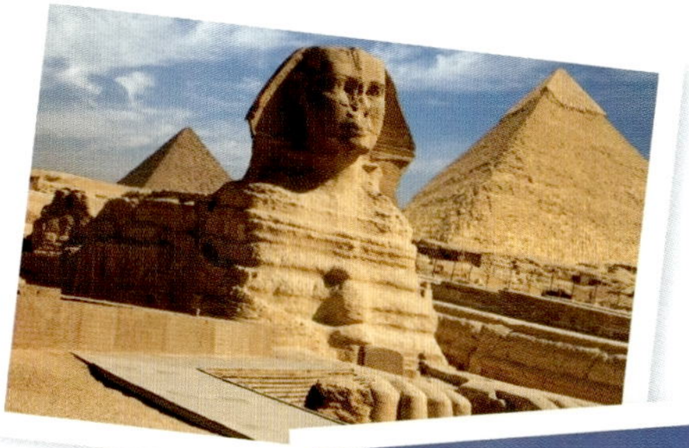

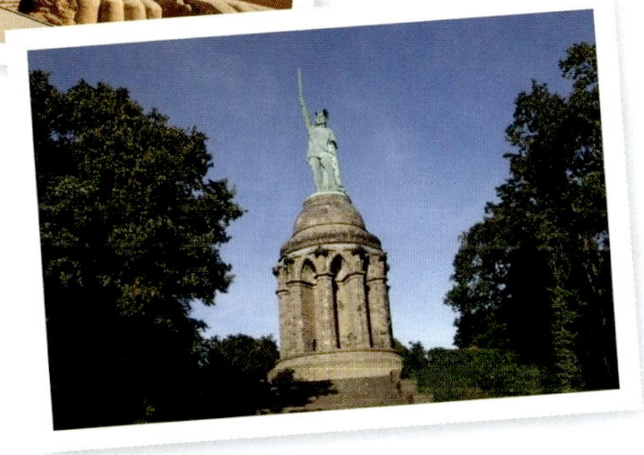

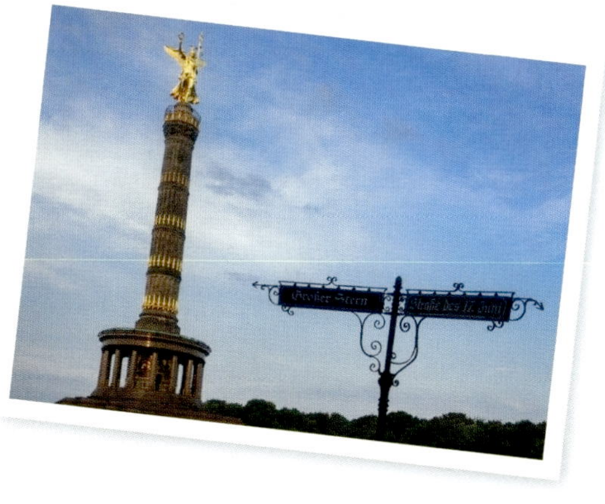

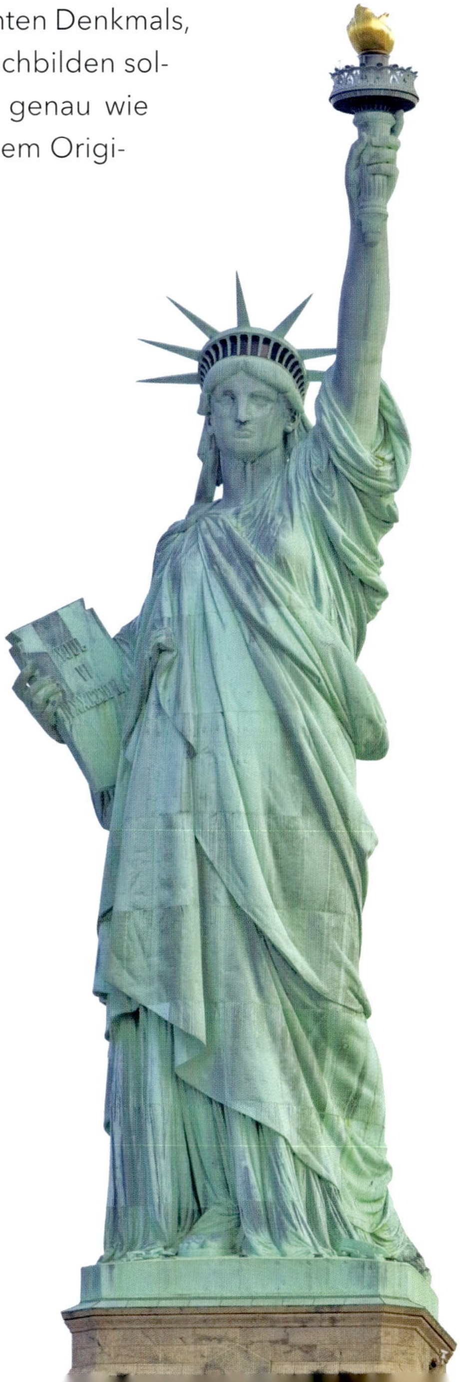

5 Schattenspiele

Material

- 1 große Leinwand (oder mehrere weiße Tücher)
- Lichtquelle (z. B. Projektor o. Ä.)
- evtl. Requisiten wie Regenschirm, Einkaufstasche, Hut, Blume etc.

beliebig

Organisationsform:
1 großes, möglichst faltenfrei hängendes Tuch, 2 Gruppen (Spieler hinter dem Tuch und Zuschauer vor dem Tuch)

Ziel:
Bewegungsausführung durch szenisches Spiel verbessern, Kreativität fördern (Einbezug von Biografischem), Spaß

Ablauf

Das Schattenspiel muss nicht erklärt werden, und doch steht es meist nicht an erster Stelle, wenn Übungsleiter nach Ideen suchen, um Senioren zur Bewegung zu motivieren. Aber lassen Sie es doch einmal auf ein Experiment ankommen! Sie werden erstaunt sein, welche Vorteile diese Übungsform in sich birgt:

Neben dem kreativen, individuellen Bewegungen (zwischen Lichtquelle und Leinwand) kann hier auf Erfahrungen und Erinnerungen zurückgegriffen werden, die das Schattenspiel auch für Menschen mit sehr eingeschränkter Motorik oder für an Demenz erkrankte Menschen attraktiv machen. Im szenischen Spiel hinter dem Schutz des Tuches kann Biografisches mit einfließen, und der Einsatz origineller Requisiten (Regenschirm, Einkaufstasche, Schulranzen, Hüte, Mützen, Kochlöffel ...) lässt eine ganze Geschichte entstehen.

Bewegungsideen:

- Bewegungsaufgabe: gehen (verschiedene Formen des Gehens finden – bei Bedarf verbal unterstützen: schleichen, schlendern, marschieren ...); evtl. spricht sich die Gruppe vorher ab, und die Zuschauer sollen erraten, was dargestellt wird

- Berufe raten: typische Bewegung meines Berufes (oder allgemeine Tätigkeiten) darstellen
- Bewegungsimprovisation auf Musik (mit Luftballons)
- Darstellung von verschiedenen Gefühlen durch Körpersprache
- pantomimische Szenen (Themen: im Tanzcafé, Liebesszene, ein neuer Tag, im Kino usw.)
- Einbeziehen einer Kulisse in Form von Bildern, die mit einem Overhead-Projektor auf die Leinwand projiziert werden
- Stegreif-Spiel
- Nachspielen eines bekannten Märchens
- Modenschau: sich auf dem Laufsteg präsentieren

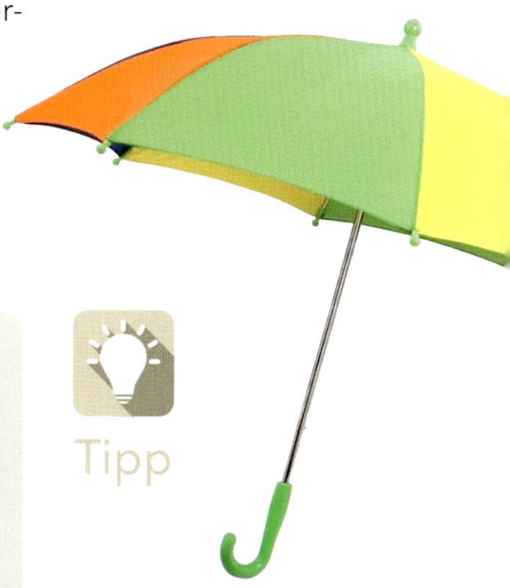

Tipp

- Falls keine Leinwand zur Verfügung steht, können Sie aus mehreren weißen Leintüchern selbst eine Projektionsfläche herstellen. Nutzen Sie dazu das handwerkliche Potenzial Ihrer Gruppe. Tackern Sie den Stoff jeweils am oberen und am unteren Ende auf einer Holzlatte fest, um so eine gespannte, faltenfreie Fläche zu erhalten, wenn die Leinwand aufgehängt wird. Die einmal hergestellte Leinwand kann immer wieder eingesetzt werden.

- Wählen Sie einen Raum, der gut abgedunkelt werden kann, und beachten Sie, dass vor und hinter der Leinwand genügend Platz für die Zuschauer und die Spieler bleibt!

- Bilden Sie Kleingruppen mit 1–3 Spielern, die abwechselnd agieren, damit der Wechsel von Zuschauen und Spielen als ganz selbstverständlich gilt (Abbau von Scheu und Angst). Vielleicht entwickelt sich so aus dem Schattenspiel ein einfaches Theaterspiel!

Differenzierung

\- **leichter:** Hand-Schattenspiel im Sitzen; Schattenspiel mit Figuren oder Puppen

\+ **schwieriger:** ganzes Theater- oder Märchen-Stück; Modenschau

7. Für Frischluft-Freunde

Spiele und Bewegungsimpulse im Freien

Die Schönheit der Natur ist unübertroffen. Deshalb laden Spaziergänge immer wieder dazu ein, sich staunend zu bewegen – und dabei vielleicht auch ein paar Dinge zu sammeln, die später zu Deko-Zwecken dienen.

Spezielle Seniorenparcours und Generationenspielplätze sind in aller Munde, aber wichtiger ist die Frage, was unter den gegebenen Bedingungen mit wenig Aufwand an Spiel und Bewegung im Freien möglich ist.

„Parcouring" nennt man eine der neueren Sportarten, bei der es darum geht, nach vorherigem Üben einen eigenen Weg durch die Umgebung zu finden und dabei Hindernisse wie Bänke, Geländer, Treppen usw. individuell und kreativ zu überwinden. Sollte dies nicht auch der ideale Ansatz für ein „Senioren-Parcouring" sein: statt Hindernisse zu meiden, diese bewusst zu suchen, individuell anzugehen (bei Bedarf auch mit Hilfe) und an ihnen zu üben?
Vielleicht können auf diese Weise unbequeme Alltagsrouten zu Trainingsstrecken für kleine Laufgruppen werden, die sich gemeinsam bestimmten Hindernissen stellen und an ihnen wachsen!

Neben Anregungen für das individuelle Trainieren im Freien sollen im Folgenden ganz bewusst Spiel- und Erlebnisformen für draußen vorgestellt werden, die die Weite (Orientierungslauf) und auch den Umgang mit natürlichen Materialien (Barfußpfad) nutzen.

Vielleicht gönnen Sie Ihrer Gruppe dabei auch einmal eine erfrischende Abkühlung in Wassernähe oder können Einzelne für verschiedene Wasserspiele motivieren? Auf jeden Fall sollten Sie versuchen, auch die sich anbietende Umgebung im Freien in die Bewegungsförderung von Senioren mit einzubeziehen!

1 Orientierungslauf

Material
- Fotos von der Umgebung oder dem Garten

beliebig

Organisationsform:
eine oder mehrere Kleingruppen versuchen, innerhalb eines vorgegebenen Geländes die auf den Fotos abgebildeten Dinge zu finden

Ziel:
Orientierungsfähigkeit verbessern, Kooperation fördern, Spaß am Suchen

Ablauf

Eine Foto-Entdeckungs-Tour: Der Spielleiter gibt jeder Gruppe ein Foto, auf der ein Ausschnitt aus der näheren Umgebung zu sehen ist. Die Gruppe sucht die Stelle, an der das Foto aufgenommen wurde. Ist dies gelungen, bekommt die Gruppe das nächste Foto. So entsteht ein kleiner Such- und Orientierungslauf, der viel Spaß macht. Die Länge der Wegstrecken rückt dabei in den Hintergrund, und die Umgebung erscheint in einem neuen Licht.

Tipp

Wählen Sie u. a. unterschiedliche Pflanzen und Blumen als Motive – dies unterstützt die Biografiearbeit, das Gedächtnis wird trainiert, und vielleicht wird manche Erinnerung an die Zeit im eigenen Garten wach.

Differenzierung

Mit der Auswahl ganz unterschiedlicher Motive liegt der Schwerpunkt dieser Bewegungsform im Freien entweder auf dem spielerischen Suchen mit niederschwelliger Bewegung und Aktivierung des Gedächtnisses (z. B.: Wo wächst Moos?) oder auf einem Lauftraining über größere Distanzen (bis max. 3 km, begleitete Gruppen):

- **leichter:** Machen Sie einen gemeinsamen Spaziergang und lassen Sie die Gruppe selbst den geplanten Weg finden: Eine Reihe von Fotos, die Sie im Vorfeld an markanten Wegpunkten gemacht haben, gibt den Teilnehmern die nötigen Hinweise.

+ **schwieriger:** Als Spiel innerhalb einer Grünanlage oder eines Gartens: Mehrere Gruppen (à 2–3 Teilnehmer) bekommen nummerierte Fotos in unterschiedlicher Reihenfolge und eine Laufkarte mit einer Liste der Fotomotive. Nun suchen sie die Stelle, wo das erste Foto aufgenommen wurde. Haben sie die Stelle gefunden, so kehrt die Gruppe zur Übungsleitung zurück und berichtet, wo die Stelle liegt. Sie bekommt einen Stempel auf ihre Laufkarte und nimmt sich anschließend das nächste Foto vor. Gewonnen hat die Gruppe, die zuerst alle Stationen gefunden hat und in richtiger Reihenfolge von der Übungsleitung hat abstempeln lassen.

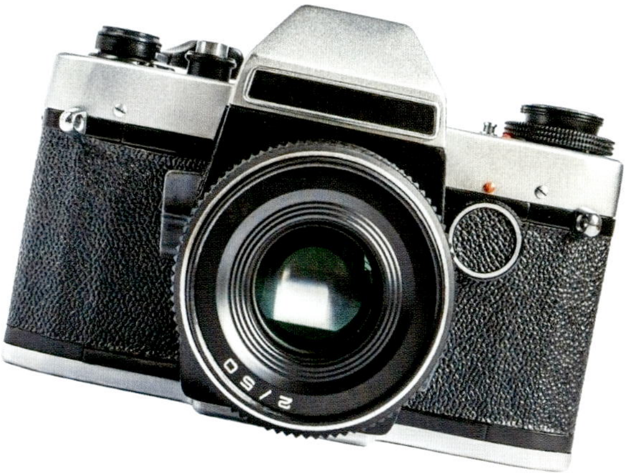

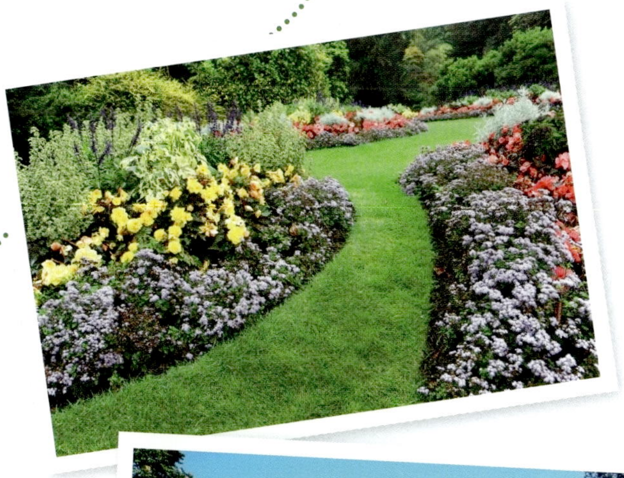

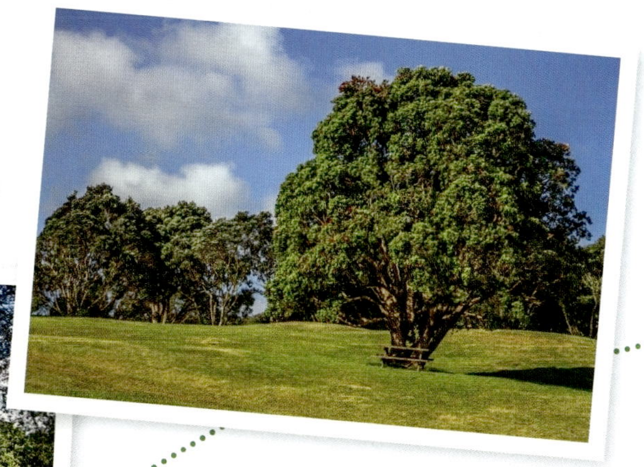

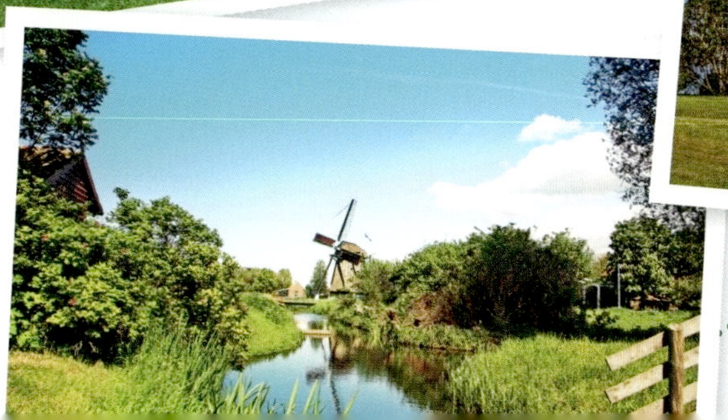

2 Seifenblasen-Träume

Material
- Seifenlauge (gekauft oder selbst hergestellt)
- Pusterohr bzw. -schlinge

beliebig

Organisationsform:
im Freien, jeder für sich, mit Partner oder in der Gruppe möglich

Ziel:
Atemschulung, Mundmotorik verbessern, viel Spaß

Ablauf

Nicht nur Kinder sind immer wieder verzaubert von den schillernden, zerbrechlich wirkenden und so anmutig dahinschwebenden Seifenblasen! Der Anblick weckt Kindheitserinnerungen, und das Pusten trainiert ganz nebenbei die Mundmotorik. Ein herrliches Spielen und Experimentieren mit Formen und Farben, Bewegung und Atem ...

Seifenblasen lassen sich durch Pusten herstellen oder einfach durch Bewegen des „Röhrchens" oder Rings in der Luft. Fordern Sie die Teilnehmer auf, beides auszuprobieren. Halten Sie neben einigen gekauften Plastikröhrchen auch 1 bis 2 größere Schalen und verschiedene Ringe und Schlingen (gekauft oder selbst hergestellt) für Experimentierfreudige bereit! Die im Handel erhältlichen Seifenblasen-Trompeten erzeugen beim Hineinpusten einen regelrechten Seifenblasenregen und sind aus Motivationsgründen und für die spielerische „Seifenblasenjagd" sehr empfehlenswert! Zur Herstellung der Lauge gibt es zahlreiche Rezepte, die alle mit den günstigen Hauptkomponenten Flüssigseife, Tapetenkleister, Zucker und Wasser auskommen.

Tipp

Wegen des erhöhten Platzbedarfs, aber auch der „Tropf- und Überflutungsgefahr" sollte das Seifenblasen-Machen auf jeden Fall im Freien erprobt werden!

Differenzierung

- **leichter:** kleine Seifenblasen pusten oder durch Bewegung der Hand erzeugen

+ **schwieriger:** gemeinsames Bewältigen von Aufgaben mit einem Partner oder in der Gruppe, z. B.:
  - Seifenblasentanz zu Musik (Seifenblasen entstehen durch Handbewegungen oder tänzerische Drehungen)
  - Seifenblasenfänger: Seifenblasen sollen mit der Hand sanft „aufgefangen" werden. (Hierzu kann auch ein in Seifenblasenlauge getränkter Socken als Auffanghandschuh benutzt werden.)
  - Seifenblasenjagd: so viele Seifenblasen wie möglich zerplatzen lassen (hier werden fleißige Puster gebraucht, die gut bei Atem sind, oder entsprechendes Material wie Seifenblasen-Trompeten!)
  - Wer macht die größten Seifenblasen?
  - Wem gelingt ein Gebilde aus mehreren Blasen?

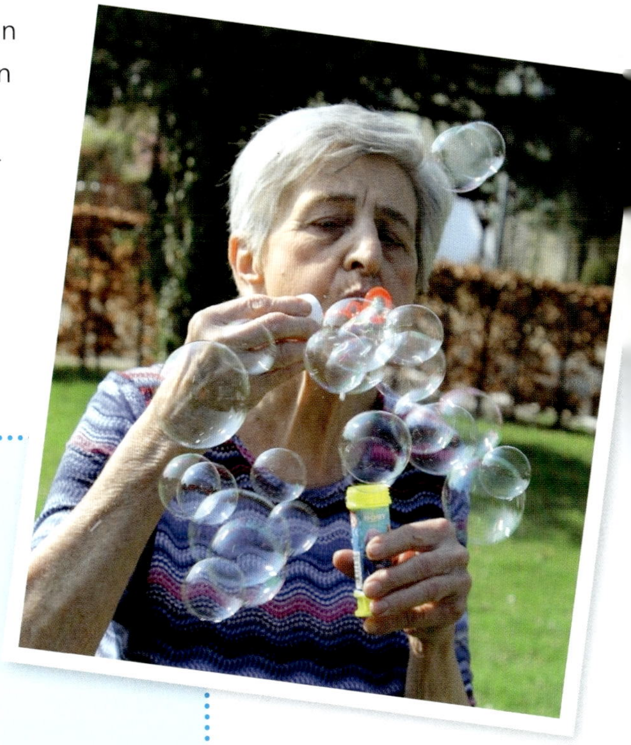

Seifenblasen-Rezept[1] für große Mengen (ergibt ca. 11 Liter)

- 0,75 l Neutralseife
- 1 l lauwarmes Wasser
- 500 g Zucker
- 25 g Tapetenleim

Alle Zutaten mischen und 24 Stunden stehen lassen. Anschließend die Masse mit 8 Litern Wasser mischen. Fertig!

1 www.haka.de/media/upload/pdf/Seifenblasen-Rezept.pdf (Stand vom 31.05.17)

Tipp

Eine Schlinge für Riesenseifenblasen lässt sich ganz einfach mit Wolle und einem halbierten Strohhalm herstellen: Fädeln Sie dazu die beiden Strohhalmstücke auf einen ca. 1 Meter langen Wollfaden und knoten Sie die Enden zusammen, sodass eine große Schlinge entsteht. Die Strohhalmhälften dienen als Griffe: Halten Sie die Schlinge daran mit beiden Händen fest und tauchen Sie sie in die Seifenblasenlösung. Beim Herausziehen entstehen die schönsten Riesenseifenblasen!

3 Tic-Tac-Toe

Material
- Kreide oder Stock zum Zeichnen des Spielfeldes

beliebig

Organisationsform:
2 Mannschaften mit je 5 Teilnehmern, auf ebenem Untergrund im Freien (z. B. Asphalt, Kieswege)

Ziel:
Wahrnehmungsfähigkeit fördern, Gedächtnis trainieren, Spaß

Ablauf

Je nach Untergrund zeichnen Sie mit Kreide oder Ähnlichem Gitterlinien auf den Boden, sodass ein Spielfeld aus neun gleich großen Kästchen entsteht. Wählen Sie die Größe der Felder so aus, dass eine Person bequem darin stehen kann.

Nun beginnt die erste Mannschaft und stellt ihren ersten Spieler auf ein freies Feld. Danach kommt die andere Mannschaft an die Reihe. Abwechselnd werden die Felder besetzt.

Ziel ist es, drei Spieler in einer Reihe zu platzieren: senkrecht, waagerecht oder diagonal nebeneinander. Es gewinnt die Mannschaft, der das zuerst gelingt.

Tipp

Denken Sie daran, die Mannschaftszugehörigkeit klar zu kennzeichnen. Unterscheidungsmerkmale können sein: Männer/Frauen, dunkle/helle Kleidung, mit/ohne Kopfbedeckung, mit/ohne Warnweste

Differenzierung

- **leichter:** Es spielen zwei zusätzliche außenstehende Spieler gegeneinander, die die Personen ihrer Gruppe wie Spielsteine auf bestimmte Felder führen.

+ **schwieriger:** Das Spiel kann auch mit Naturmaterialien wie Steinen und Tannenzapfen, aber auch mit Säckchen oder Knöpfen gespielt werden. Dabei müssen die Felder durch Zielwerfen erst einmal erreicht werden. Wird das Feld verfehlt, muss eine „Strafrunde" gelaufen oder eine andere vorher festgelegte Übung ausgeführt werden!

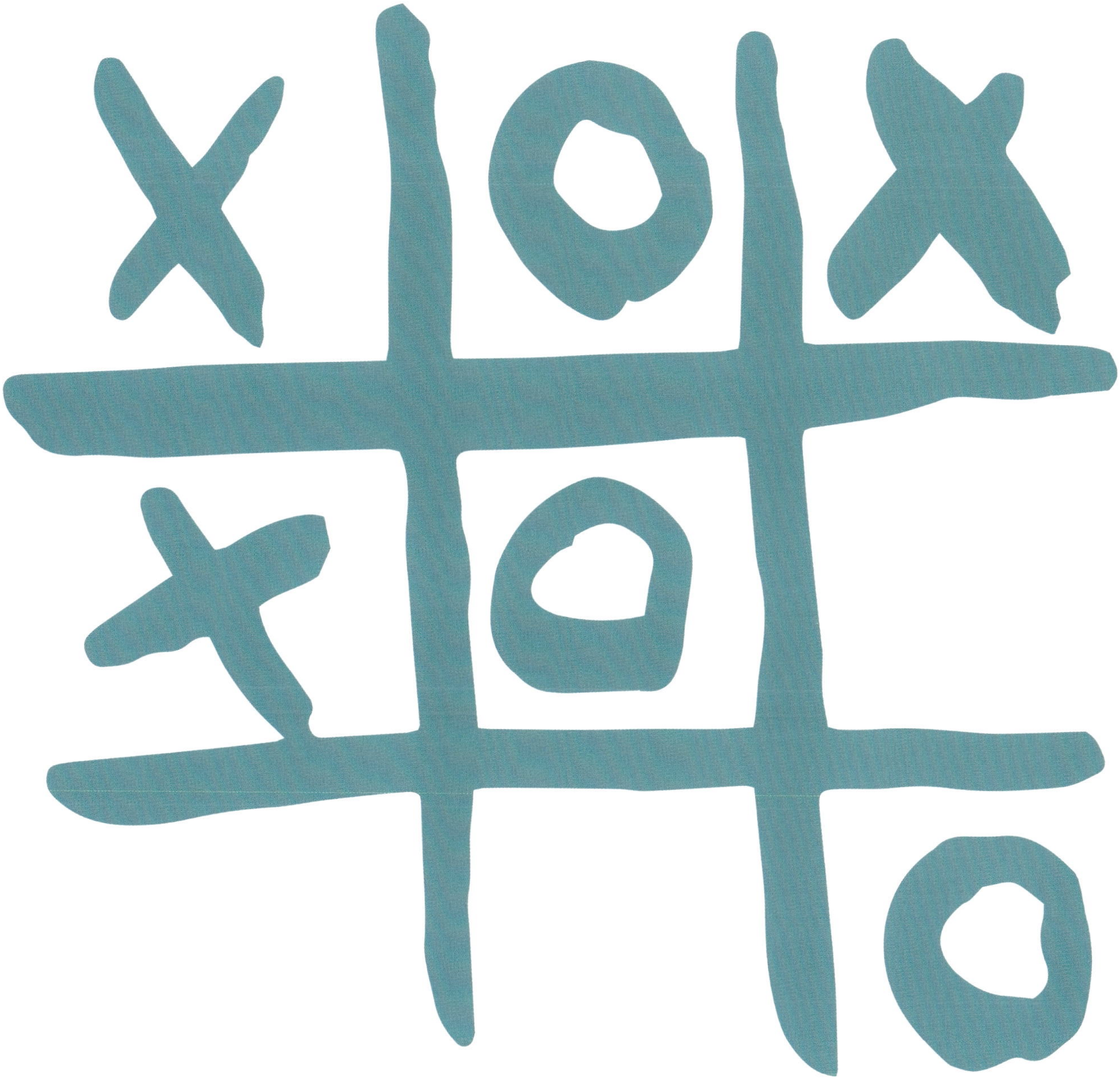

4 Garten-Krocket

Material

- **Krocket-Set – gekauft oder selbst gemacht:**
  2 Schläger (z. B. Gehstöcke oder Eigenkonstruktion aus einem Stock und einem Holzstück bzw. einer Blechdose), 10 Torbögen aus dickem Draht oder biegsamen Zweigen, 2 Bälle oder Kugeln in unterschiedlichen Farben (z. B. Tennisbälle oder Boccia-Bälle), 2 Holzstäbe (Äste)

beliebig

Organisationsform:
2 Mannschaften (auch zu zweit spielbar), draußen auf einer Wiese

Ziel:
koordinative Fähigkeiten fördern, Geschicklichkeit verbessern, Spaß

Ablauf

Auf der Wiese wird ein Parcours aus Torbögen aufgestellt. Die Tore werden in die Erde gesteckt. Je ein Holzstab am Anfang und am Ende des Parcours bilden den Start und das Ziel.

Zwei Mannschaften werden gebildet. Jede erhält einen Schläger und einen Ball (Kugel). Idee des Krocket-Spiels ist es, die eigene Kugel durch den Tore-Parcours zu schießen. Wird dabei die Kugel der gegnerischen Mannschaft berührt, so darf sie innerhalb des Spielfeldes weggeschossen (krockettiert) werden. Die Spieler jeder Mannschaft spielen abwechselnd.

Zum Start des Spiels wird eine Kugel ca. 20 cm vor den Startstab gelegt. Sie muss nun mit einem Schlag durch das erste Tor befördert werden. Gelingt dies, so darf der nächste Spieler der Mannschaft versuchen, den Ball durch das nächste Tor zu spielen. Jede Mannschaft darf so lange weiterspielen, bis ein Schuss weder Tor noch gegnerische Kugel trifft. Dann kommt die andere Mannschaft zum Zuge.

Sieger ist die Gruppe, die als Erste mit ihrem Ball alle Tore durchquert hat, den Zielstab berührt und auch die Rückrunde mit Zielschuss an den Startstab beendet hat!

- **leichter:** kleineres Spielfeld, weniger Tore

Differenzierung

+ **schwieriger:** großes Spielfeld, zwei Mannschaften à 3 Spieler, 6 Kugeln (jeder spielt seine eigene Kugel)

Findet Ihre Gruppe Gefallen an diesem Spiel, können Sie auch einmal gemeinsam eine Minigolf-Anlage besuchen oder selbst einen einfachen Minigolf-Parcours herstellen (vgl. auch Tisch-Minigolf, Seite 58.)

Tipp

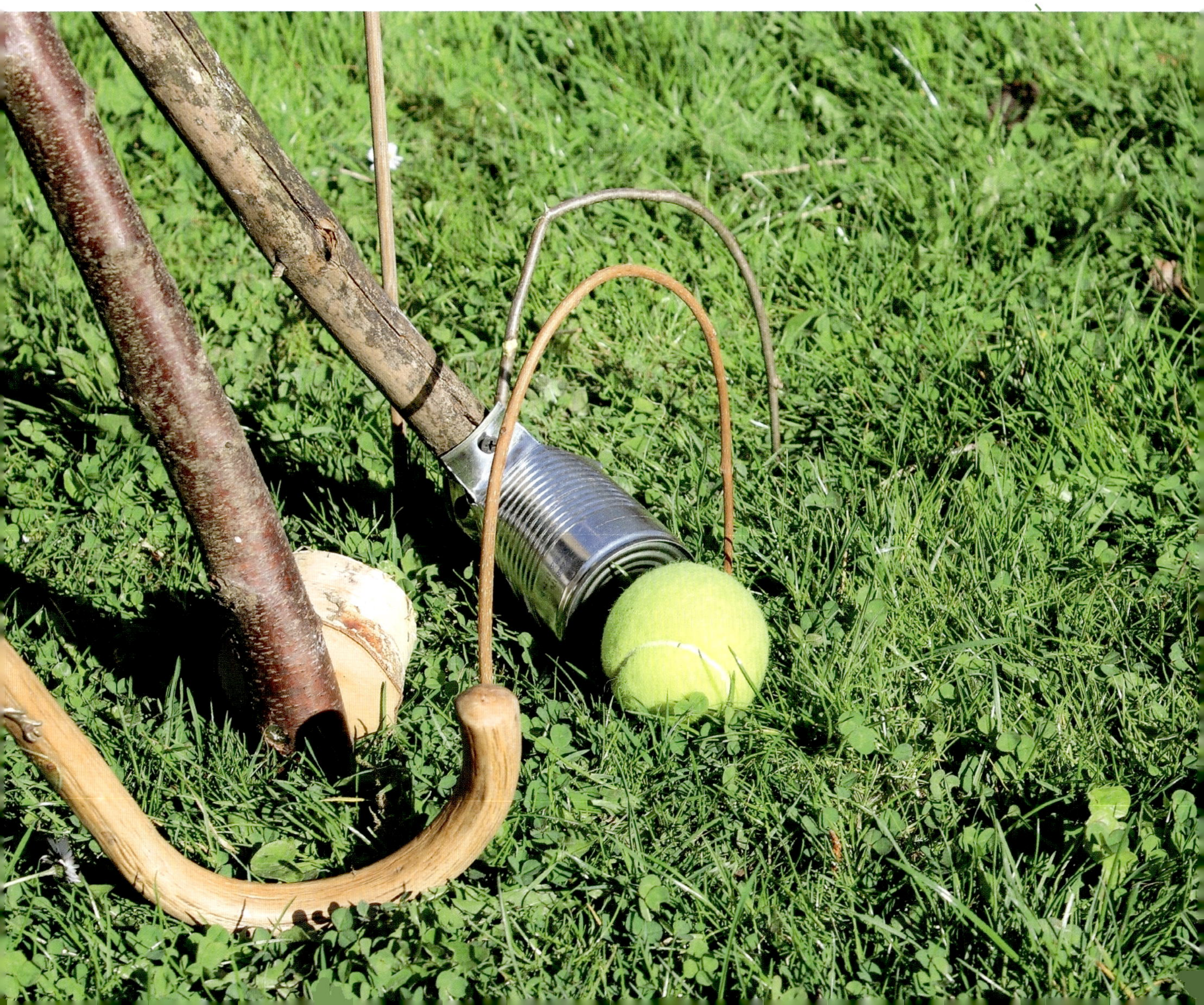

5 Barfußpfad

Material
- Sand, Rindenmulch, Kies etc. (s. u.)
- stabile große Blumentopfuntersetzer (Kunststoff)

beliebig

Organisationsform:
barfuß einen Wegabschnitt im Freien gehen, unterschiedliche Untergründe spüren

Ziel:
Wahrnehmungsfähigkeit fördern, auf haptische Reize reagieren, den eigenen Körper (Füße) ohne Schamgefühle neu entdecken

Ablauf

Einen Barfußparcours sozusagen „aus dem Boden stampfen": warum? – Zu einem ganzheitlichen Ansatz gehört auch, sich mit allen Körperteilen wahrzunehmen. Doch aufgrund von Bewegungseinschränkungen haben viele ältere Menschen das Empfinden, dass ihre Füße „nicht mehr dazugehören": Sie haben kein Gefühl mehr für ihre Füße – selbst die Pflege wird anderen überlassen. Umso wichtiger ist es, diesen Teil des Körpers ohne Scham bewusst neu zu entdecken und wahrzunehmen!

Stellen Sie die Untersetzer im Abstand von 1–2 Metern auf und füllen Sie sie mit verschiedenen Materialien. Zusätzlich befindet sich vielleicht eine Wiese oder ein Asphaltweg in der Nähe, der in den Barfußparcours einbezogen werden kann.
Nun durchläuft jeder Teilnehmer barfuß diesen Parcours und achtet bewusst darauf, wie sich die Untergründe anfühlen. Beobachten Sie Ihre Teilnehmer: Wer braucht vielleicht Unterstützung durch einen Partner?

Mögliche Materialien für die einzelnen Stationen:
- Rindenmulch
- Kieselsteine
- große Flusskiesel
- Moos
- Sand

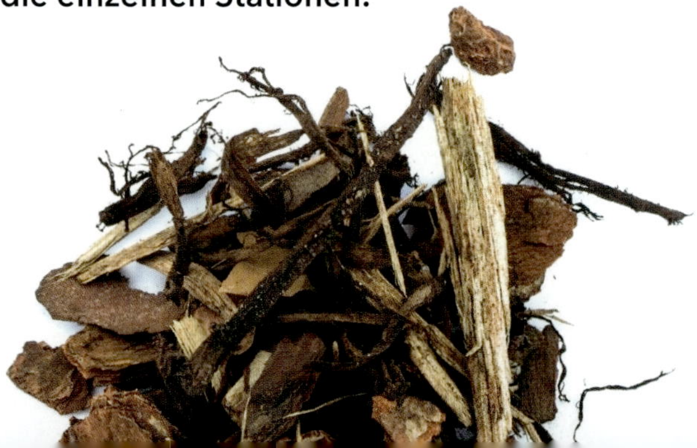

- Blätter, Blüten
- Schlammwanne
- Wasser (zum Säubern der Füße)

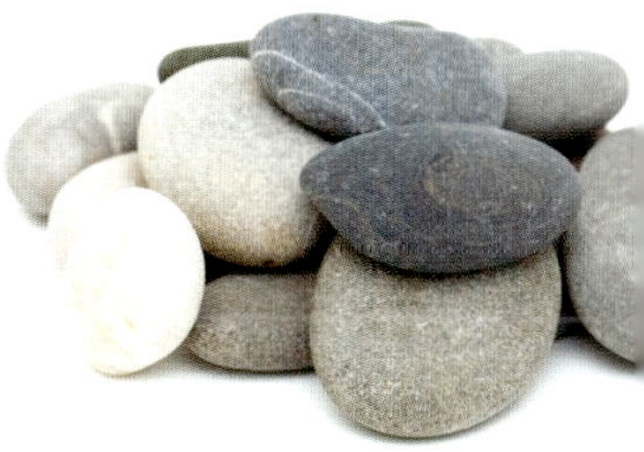

Den Abschluss sollte ein gemeinschaftliches Füßewaschen und das Wiederanziehen der Schuhe bilden. Suchen Sie dazu mit Ihrer Gruppe Bänke oder eine Sitzgruppe mit Waschgelegenheit auf (Wasserzuber oder Gartenschlauch). Legen Sie auch genügend Handtücher aus!

Tipp

Manche Teilnehmer Ihrer Gruppe müssen vielleicht Kompressionsstrümpfe tragen und können deshalb nicht mitmachen. Bieten Sie deshalb parallel eine Übung zur Sinneswahrnehmung mit den Händen an! Während die einen über das ausgelegte Material laufen, ertasten die anderen mit geschlossenen Augen unterschiedliche Materialien und versuchen zu erraten, was sie vor sich haben!

Differenzierung

- **leichter:** draußen: weniger Stationen, kleinere Strecke, mit Partnerunterstützung laufen; drinnen: jeweils nur eine Schale mit einem Material wird gerichtet, und erst wenn alle Gruppenteilnehmer an der Reihe waren, kommt das nächste Material in die Schale

\+ **schwieriger:** gemeinsamer Ausflug zu einem öffentlichen Barfußpfad oder einem Kneipp-Becken

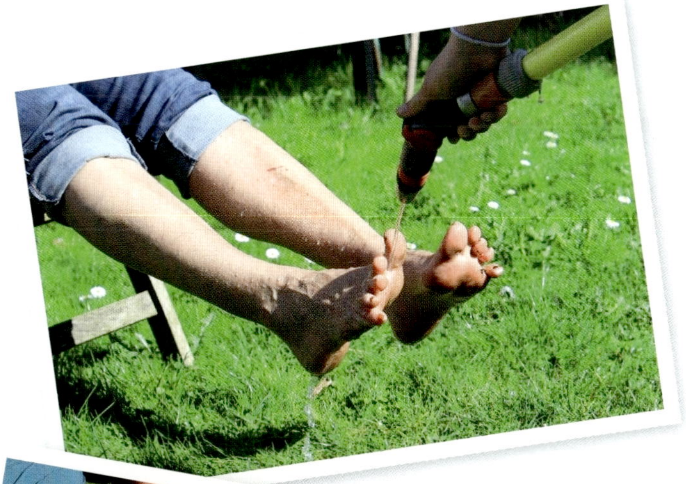

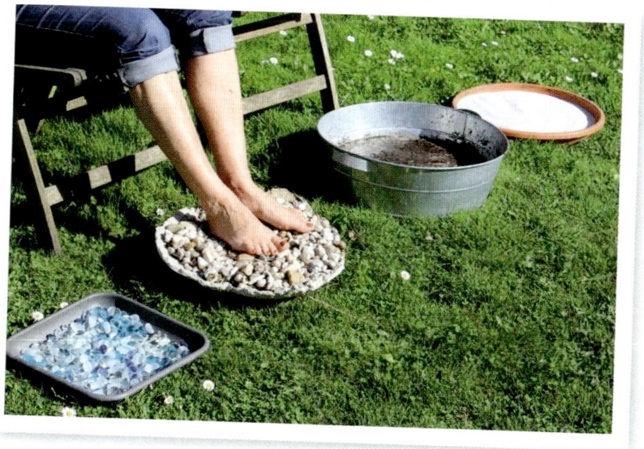

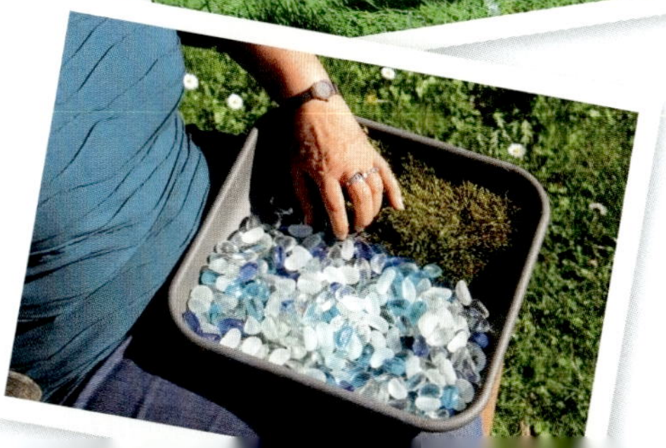

8. In der Ruhe liegt die Kraft

Atem- und Entspannungsübungen

Im Wechsel mit anstrengenderen Übungen ist es sinnvoll, eine Phase der Entspannung einzuplanen. Nicht nur der Körper soll sich regenerieren und erholen, sondern auch der Geist und die Seele werden durch Entspannung in eine positive emotionale Grundstimmung versetzt, das innere Gleichgewicht wird wiederhergestellt.

Jeder entspannt auf sehr unterschiedliche Art und Weise. Zusammenfassend kann man aber festhalten, dass das bewusste Wahrnehmen der Umwelt und des eigenen Körpers durch verschiedene Sinne dabei eine wichtige Rolle spielen:
So können uns Musik, Gerüche, Worte oder Berührungen, die von außen auf uns einwirken, oder die Empfindung unseres eigenen Atems, unserer Körperteile und unserer Gedanken wieder zu Ruhe und Ausgeglichenheit verhelfen.
Die nachfolgende Übungsauswahl steht hier beispielhaft für diese unterschiedlichen Zugänge und kann selbstverständlich mit Musik oder auch mit einem Schuss Humor kombiniert werden, denn Lachen ist bekanntlich die beste Medizin und trägt erheblich zur Entspannung und zum Wohlbefinden bei!

Bei der praktischen Durchführung müssen Sie damit rechnen, dass auf eine gelungene Entspannung hin auch eine Schlafphase einsetzen kann!
Bieten Sie Ihren Teilnehmern deshalb die Möglichkeit, die Übungen im Sitzen oder Liegen auszuführen, und stellen Sie Sitzenden z. B. einen Tisch zur Verfügung, auf den sie sich bei Bedarf gerne nach vorn abstützen dürfen.
Auch der Kutschersitz (s.Foto) stellt eine bequeme Sitzvariante dar und sollte als sichere und entspannte Alternative vorgestellt werden.

Wenn Sie Ihrer Gruppe die folgenden Entspannungsgeschichten vorlesen, passen Sie im Vorfeld die Textlänge unbedingt dem Aufnahmevermögen der Teilnehmer an, und behalten Sie die Gruppe im Auge, um flexibel reagieren zu können!

1 Reise durch den Körper

Material
- 1 Stuhl/1 Matte und 2 Kissen pro Teilnehmer
- Decken

ca. 15 Minuten

Organisationsform:
im bequemen Sitzen oder Liegen, jeder für sich

Ziel:
Entspannung, Wohlbefinden, positive emotionale Erfahrung

Ablauf

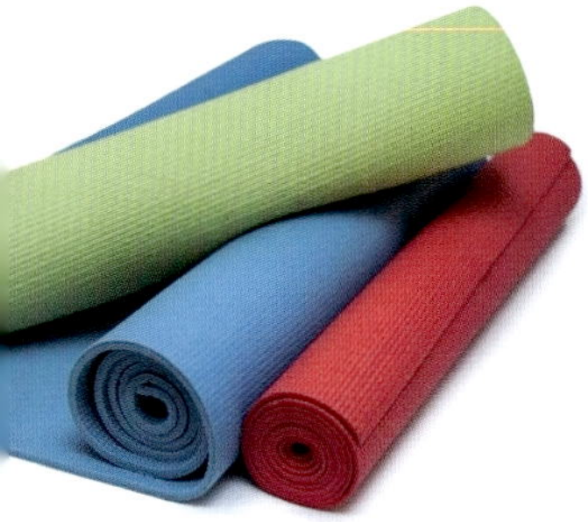

Leben heißt atmen.
Mit dem bewussten Wahrnehmen des Atems, der uns durchströmt, sollen die Teilnehmer wieder tief und bewusst atmen lernen. Die oftmals nur flache Atmung soll in eine tiefere Atemkraft geführt werden, die den gesamten Körper durchdringt.

Lassen Sie Ihrer Gruppe Zeit, sich hinzulegen und sich mit Kissen, Matten und Decken bequem zu positionieren. Ein Kissen kann unter den Kopf oder Nacken geschoben werden, das andere unter die Kniekehlen. Wenn Ihre Gruppe lieber sitzen möchte, stellen Sie entsprechend einen Stuhlkreis auf.

Tipp

Die Übungsleitung sollte den folgenden Text vorher zu Hause probeweise laut und langsam lesen – denken Sie an eine auch für Sie angenehme Stimmlage, und machen Sie ausreichend Lesepausen! Lesen Sie den Text dann Ihren Teilnehmern vor. Achten Sie darauf, dass Sie von allen gut gehört werden (in einem Stuhlkreis ist das einfacher, als wenn alle Teilnehmer im Raum verteilt liegen). Klären Sie im Vorfeld eine für die Gruppe angemessene Form der Ansprache (duzen oder siezen?). Die Textlänge können Sie flexibel an Ihre Gruppe anpassen.

Einleitung:
Mach es dir bequem – rücke dein Kissen zurecht und kuschele dich in deine Decke. Wenn du auf einem Stuhl sitzt, stell die Füße auf den Boden und lege die Hände ganz locker in den Schoß. Schließe die Augen und such dir eine Position, in der du dich wohlfühlst und entspannen kannst.

Text:
Nimm dir Zeit, anzukommen … Lass deinen Alltag hinter dir, und nimm dir Zeit für das Hier und Jetzt … Lass deine Gedanken los … Werde ruhig, und nimm die Gegenwart wahr – die Geräusche um dich herum … vielleicht sind auch Gerüche da …
Erspüre nun, welche Körperteile Kontakt zur Unterlage haben und den Boden oder den Sitz berühren … Wie fühlt sich der Untergrund an, auf dem du sitzt oder liegst? Ist er weich oder hart, warm oder kalt? … Lass los und spüre, wie dein Körper völlig entspannt und immer schwerer wird … Nimm wahr, wie sich dein Brustkorb hebt und senkt und wie dein Atem dich durchströmt … Mit jedem Ausatmen wirst du schwerer und gelöster … Eine wohlige Wärme breitet sich in deinem Körper aus, und es durchströmen dich Ruhe und ein innerer Friede … Du darfst loslassen und dich getragen wissen.

Lenke deine Aufmerksamkeit nun in deinen Körper:
Dein Atem fließt ruhig und gleichmäßig … Nimm die Weite deines Körpers wahr, der jedem Atemzug Raum schenkt, indem sich der Brustkorb hebt und wieder senkt …Folge dabei deinem eigenen Tempo, deinem Herzschlag … Spüre deiner Atmung ganz bewusst nach, wie sie fließt, wie Wärme und Kraft über das Blut in deinen ganzen Körper strömen:
Deine innere Reise beginnt beim Herzen und der Lunge, die deinen Atem zum Fließen bringen … Nimm deine Brust wahr, die sich auf und ab bewegt … Von hier breitet sich dein Atem mit Wärme und Kraft weiter aus und strömt über die Schultern, die ganz locker hängen, … nun über den rechten Arm bis in die Hand … und in jeden einzelnen Finger … bis in die Fingerspitzen. Dein Atem fließt ruhig und gleichmäßig … Überall, wo dein Atem fließt, wird

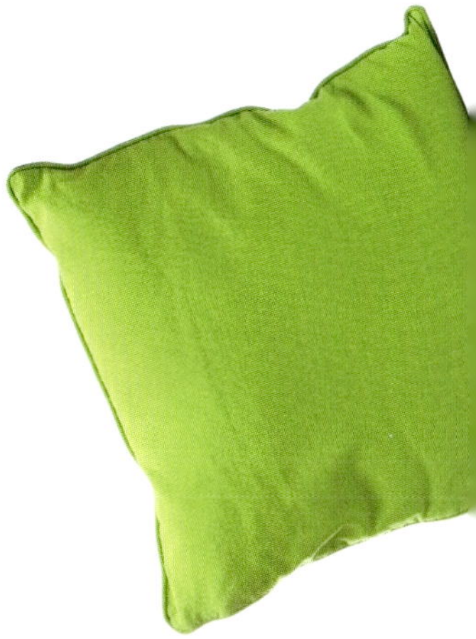

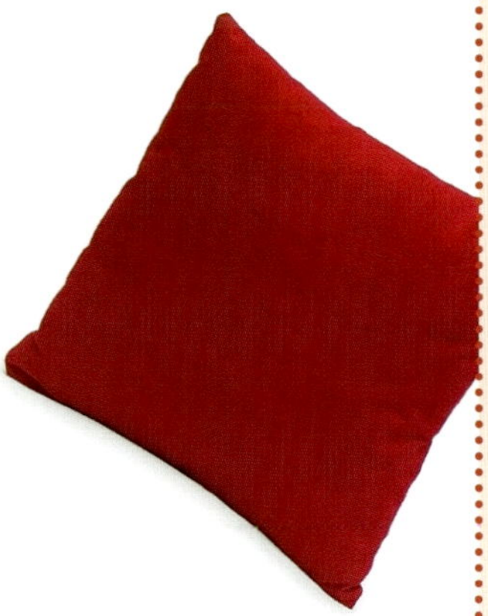

es weit, und Wärme breitet sich aus. Spüre nun auch diese Weite auf der anderen Seite: Vom Herzen breitet sich mit jedem Atemzug Wärme und Kraft über die linke Schulter aus ... in den Arm ... die Hand ... bis in jeden einzelnen Finger ... die Fingerspitzen.

Wandere mit deiner Aufmerksamkeit nun weiter und spüre das Fließen deines Atems vom Brustkorb über den Hals ..., den locker fallenden Kiefer ..., die Zunge – und dein Gesicht: deine Nase ..., die Wangen ..., die Lippen ... Du bist einzigartig!
Dein Atem gelangt in deinen Hinterkopf ..., in das Gehirn ... und durchdringt dich mit Wärme und Wohlbefinden. Lass deinen Atem ruhig fließen, als ein Kommen und Gehen, und nimm deinen Körper in dieser Gegenwart wahr.

Nimm Arme und Beine, Hände und Füße mit ihren Fingern und Zehen als wichtige Glieder deines Leibes wahr, durch den dein Atem strömt ... Es braucht keine Anstrengung ..., der Atem fließt und durchströmt deinen ganzen Körper, der sich nun immer mehr weitet und sich mit Wärme und tiefem Frieden füllt ... Bleib noch eine Weile in dieser inneren Wahrnehmung ..., bevor du sie wieder verlässt ...

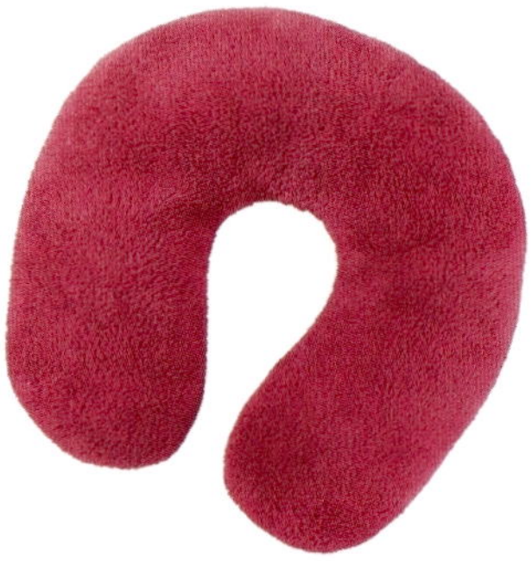

Öffne dann langsam die Augen ... und nimm deine Umwelt, die Laute, Düfte und die Menschen um dich herum wahr ... Sie sind ebenfalls im Hier und Jetzt ... so wie dein Atem, der dich durchdringt und dich weit und gelassen werden lässt. Du wanderst mit deiner Aufmerksamkeit nun weiter nach unten, nimmst wahr, dass deine Atmung auch die Bauchdecke sich heben und wieder senken lässt. Du atmest bewusst in deinen Bauch und genießt die entstehende Weite in deinem Körper ... Gib deinem Atem einige Male bewusst diesen Raum ..., bevor er wieder sanfter wird und du in deiner Wahrnehmung weiterziehst.
Erspüre deine Wirbelsäule und wandere in Gedanken an ihr entlang ..., bis du am Becken ankommst. ... Spüre, wie dein Atem in deinen rechten Oberschenkel fließt ..., wie Muskeln, Sehnen und Bänder weich werden ..., sich dehnen ... Du wanderst weiter, dein Atem erreicht das Kniegelenk ... Nimm dir Zeit, es bewusst wahr-

zunehmen ..., die Knorpel und Bänder werden von deinem Atem durchdrungen ..., sie werden locker und weit ... Spüre nun deine Wade ..., dein Fußgelenk ..., die Fußsohle ... und deine einzelnen Zehen ... Spüre, wie sie von Wärme durchdrungen werden.

Wende dich nun deiner linken Seite zu und lass deinen Atem auch hier über den Oberschenkel ..., das Knie ..., die Wade ..., das Fußgelenk ... und die Fußsohle ... bis in die Zehenspitzen fließen.

Differenzierung

- **leichter:** Text kürzen, nur Ausschnitte verwenden; für Sitzende ggf. Tisch als Abstützmöglichkeit anbieten (verhindert Abkippen auf dem Stuhl)

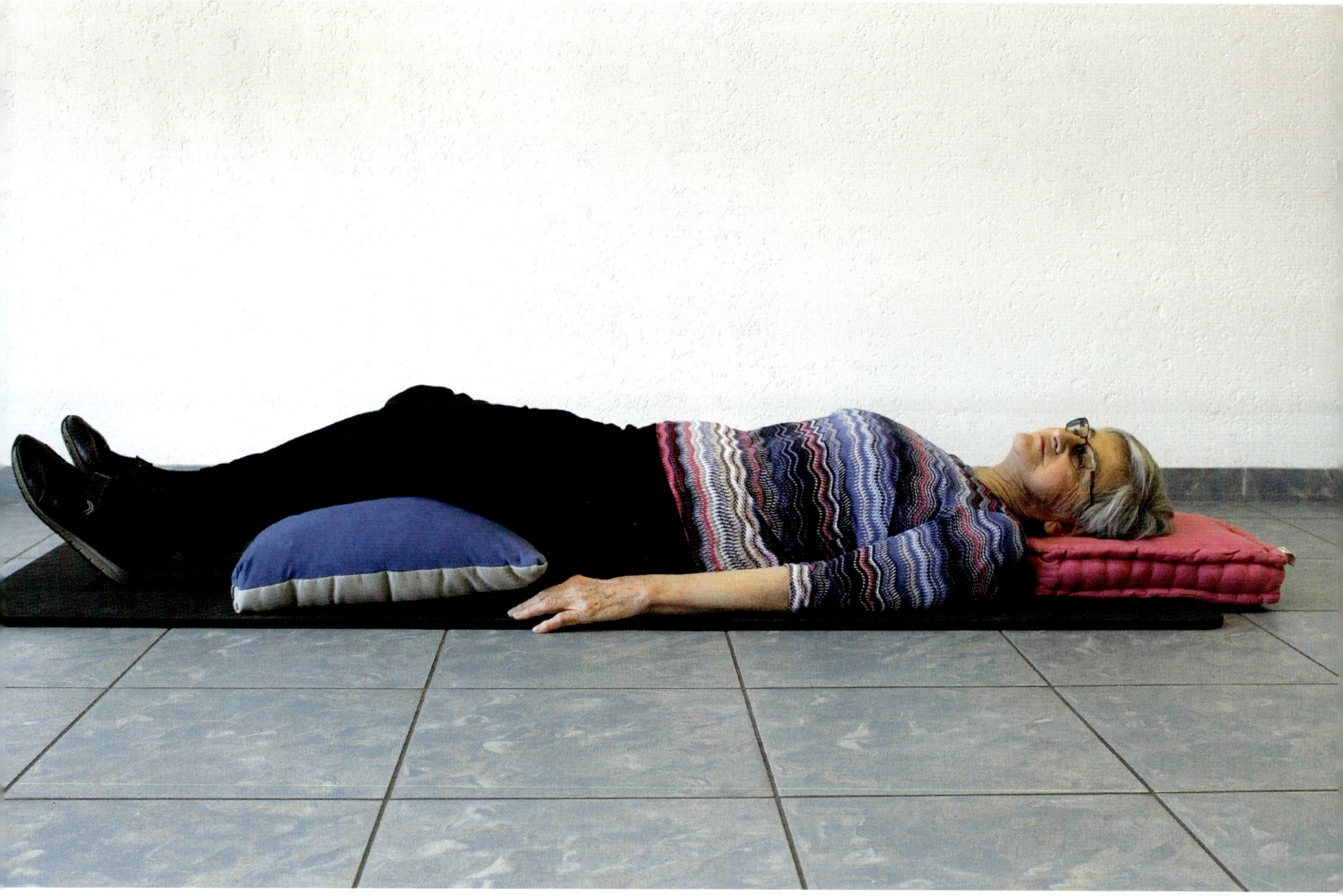

2 Entspannungsgeschichte

Material
- 1 Stuhl oder 1 Matte und 2 Kissen pro Teilnehmer
- Decken
- evtl. entspannende Musik im Hintergrund

ca. 10 Minuten

Organisationsform:
im bequemen Sitzen oder Liegen, jeder für sich

Ziel:
Körper entspannen, Erholung und Wohlbefinden für Geist und Seele gewinnen, inneres Gleichgewicht fördern

Ablauf

Entspannungsgeschichten sind eine gute Möglichkeit, um relativ schnell Ruhe zu finden: Die Gedanken und Sinne werden hierbei in eine positive Wahrnehmung geführt, die sich dann auf den Körper überträgt und Ruhe und Wohlbefinden hervorruft.

Fordern Sie Ihre Teilnehmer dazu auf, sich bequem hinzusetzen oder zu legen, indem sie die vorhandenen Matten und Kissen nutzen. Auch der Einsatz von leiser Musik im Hintergrund kann diese Entspannungsreise unterstützen. Lesen Sie die folgende Geschichte laut vor. Achten Sie beim Vorlesen auf eine angemessene Anrede (du oder Sie?), und machen Sie immer wieder ausreichend lange Pausen.

Versetzen Sie sich selbst in die jeweilige Situation und lesen Sie dann intuitiv weiter, sodass es sich auch für Sie gut anfühlt! Bieten Sie auch hier sitzenden Teilnehmern die Möglichkeit, sich bei Bedarf an einem Tisch abzustützen.

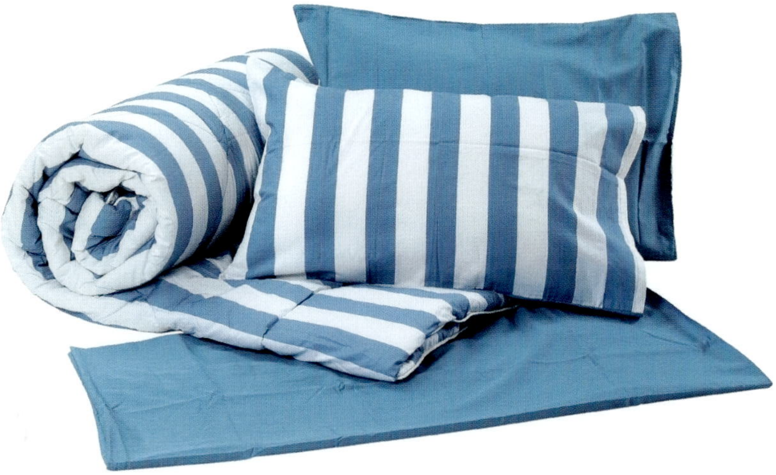

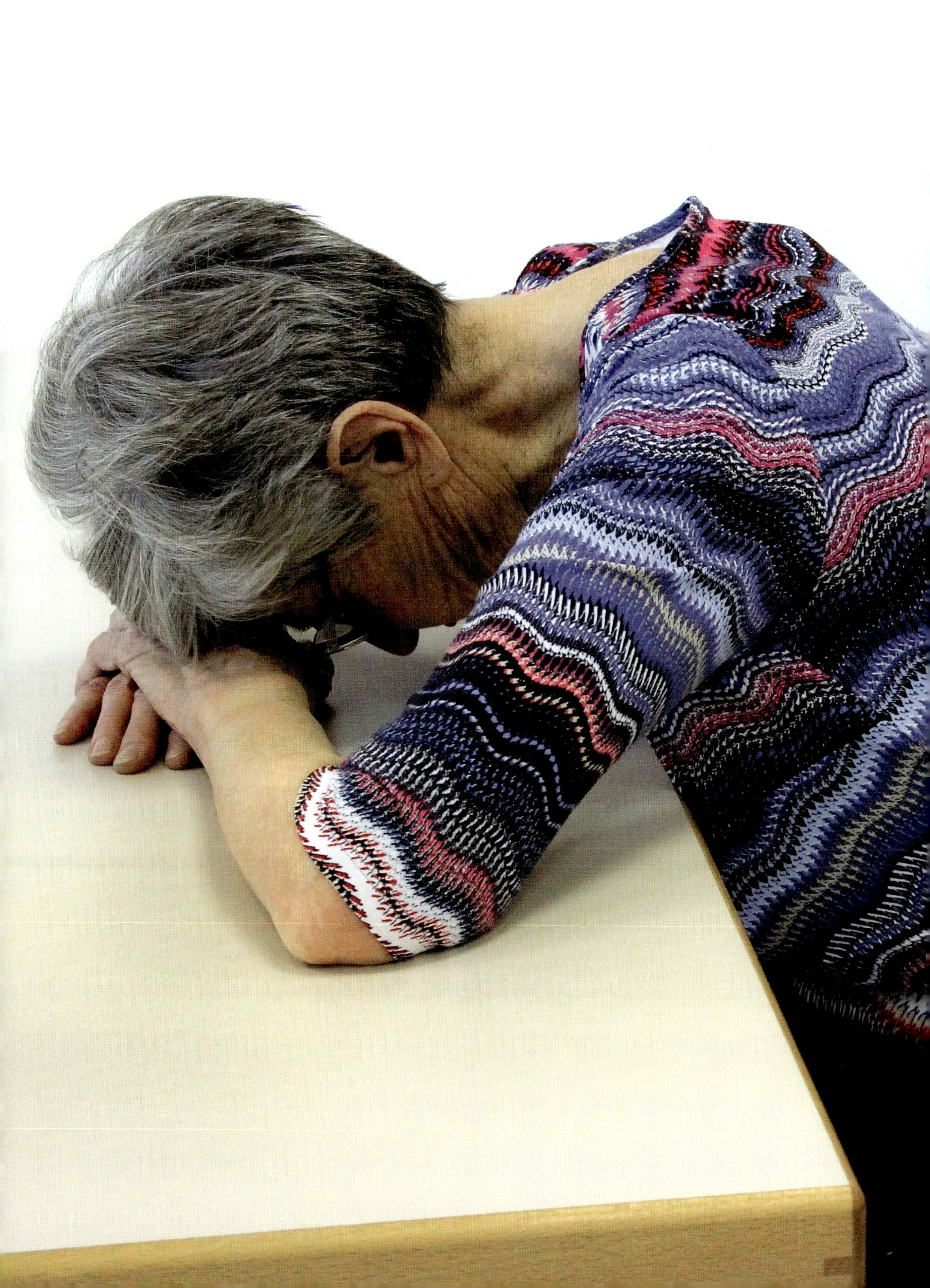

Einleitung:

Mach es dir bequem ... Suche dir eine Position, in der du dich wohlfühlst und entspannen kannst ... Erspüre nun, welche Körperteile die Unterlage oder den Sitz berühren ... Wie fühlen sich deine Füße an? ... Wandere mit deiner Aufmerksamkeit weiter nach oben – in die Waden ..., über die Knie ... und die Oberschenkel ... zum Gesäß ... Nimm deinen Bauch und Brustkorb wahr, wie sie sich heben und senken ... Richte deine Aufmerksamkeit nun auf die Lage deiner Arme und Hände ... Sie werden schwer ..., wie auch der Rest deines Körpers ... und du kannst einfach loslassen und spüren, wie du getragen wirst. ... Du atmest ganz ruhig weiter ... ein und aus ... und lässt deine Gedanken nun auf eine Reise gehen.

Fantasiereise:

Du liegst auf einer Wiese und lässt dich von der Sonne bescheinen ... Ganz warm spürst du sie auf deinem Körper ... Im Gesicht kitzelt ein Grashalm ... Du wirst neugierig und schaust dich um ... Neben dir wächst ein zart duftender Klatschmohn, der sich mit seinen filigranen Knospen und den saftig roten Blütenblättern ganz sanft im Wind wiegt. ... Dies führt auch dich in eine Leichtigkeit! ... Aus der Ferne kannst du das leise Plätschern eines Baches vernehmen ... Du kommst näher und siehst eine Quelle, die freudig sprudelnd dahinfließt ... und frisches, kühles Wasser spendet ... Du formst deine Hände zu einem Gefäß, das sich bis zum Überlaufen füllt ... und schließlich berühren deine Lippen dieses köstliche Wasser, das nun auch dich erfrischt.

Dein Blick fällt auf eine Waldlichtung, die von einem wunderbaren, sich ausbreitenden Licht durchströmt wird ... Du näherst dich und stehst nun auf einem mit Moos bewachsenen Felsen inmitten dieser Lichtung ... Deine Füße spüren den weichen Untergrund ... und darunter den schweren Stein, der dich trägt ... und du spürst ein warmes, wohliges Gefühl, das sich nun überallhin ausbreitet ..., bis in deine Fingerspitzen und Zehenspitzen. Du musst dich nicht anstrengen ... sei ganz entspannt ... du wirst getragen!

Du atmest tief ein und aus ..., du genießt diese Wärme und Ruhe, die sich in dir ausbreitet ... und du machst dich nun langsam mit dieser inneren Freude und Gelassenheit wieder auf den Weg zurück ... Du verabschiedest dich von deinem Wald ..., der Lichtung ..., der Quelle ..., den Blumen auf der Wiese ... und öffnest deine Augen ..., nimmst den Raum und die Menschen hier langsam wahr ... Du spürst deine Arme und Beine ... und beginnst sie langsam wieder zu bewegen ... Willkommen zurück!

Differenzierung

- **leichter:** Text kürzen

\+ **schwieriger:** bei geschlossenen Augen dürfen die Teilnehmer abwechselnd von ihrer Wunschumgebung berichten, in der sie entspannen möchten

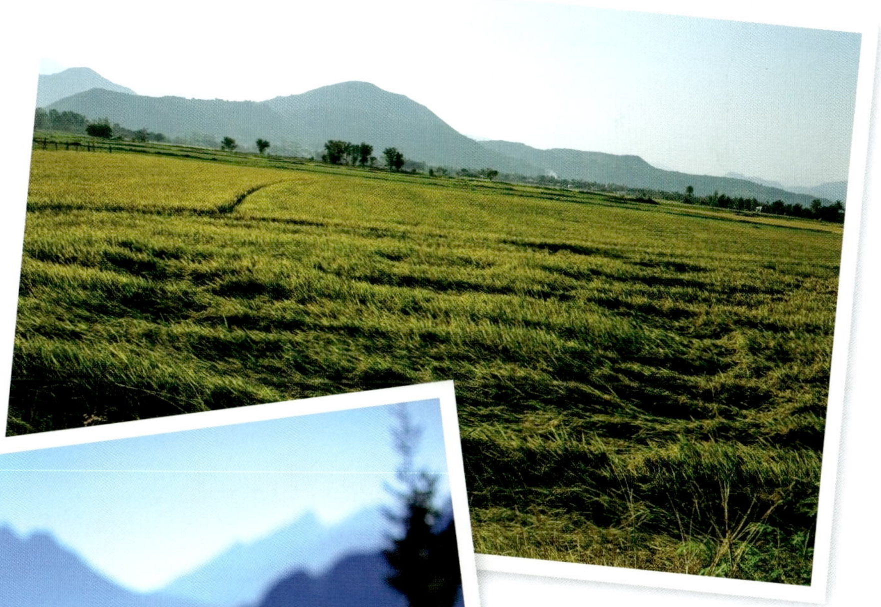

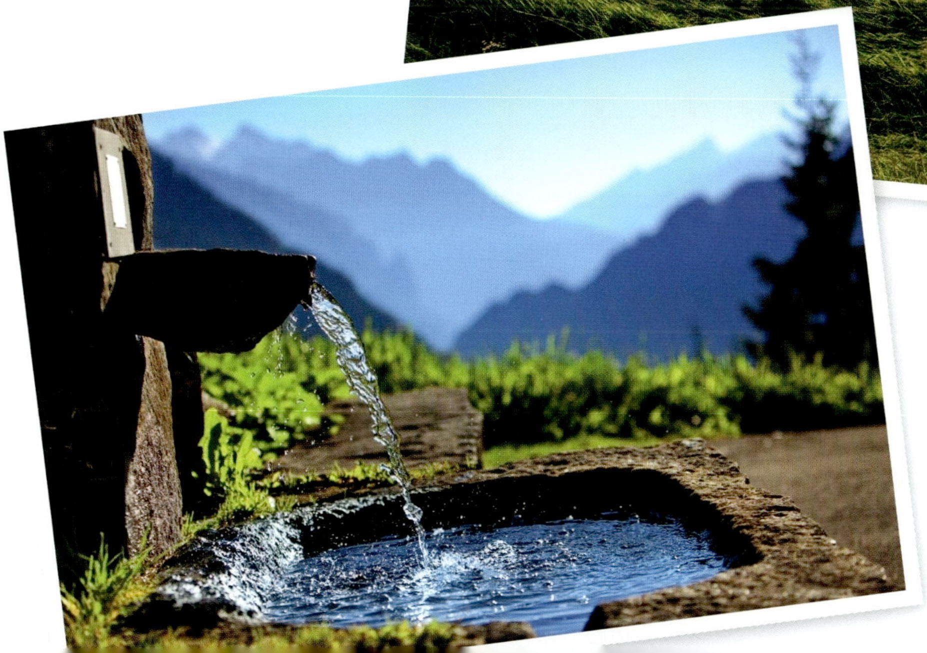

3 Schreiben auf dem Rücken

Material
- keins

beliebig (ca. 5 Minuten)

Organisationsform:
paarweise im Sitzen auf Hockern oder Stühlen

Ziel:
Wahrnehmungsfähigkeit üben, Kooperation fördern, Entspannung und Wohlbefinden gewinnen

Ablauf

Die Partner sitzen hintereinander. Der hintere schreibt mit dem Finger einzelne Großbuchstaben oder ganze Wörter auf den Rücken des Vordermanns. Hat dieser einen Buchstaben erkannt, kann er das Signal „weiter" geben. Hat er den Buchstaben nicht erkannt, bittet er um Wiederholung.

Tipp

Der vorne sitzende Partner dreht seinen Stuhl am besten so, dass die Lehne seitlich ist.

Differenzierung

- **leichter:** nur einzelne Buchstaben oder Zahlen groß über den ganzen Rücken schreiben; zugunsten der Sitzstabilität (wenn Stuhllehne hinten erforderlich) kann auch auf andere Körperteile „geschrieben" werden: Arm, Bein oder Bauch

+ **schwieriger:** ganze Sätze schreiben; Kleinbuchstaben hinzunehmen

Eine Angehörige erzählt:

„Manchmal ist es ja schwierig, mit alten Menschen einfach ein Spiel zu beginnen. Neulich beobachtete ich eine Szene, aus der das einfach so nebenbei entstand. Es war Kaffeezeit in dem Pflegeheim, das ich besuchte, und ein junger Pfleger brachte Kaffee und Tee; ein schwerhöriger alter Herr reagierte zunächst unwirsch: ‚Was bringste mir da?', schnauzte er den jungen Mann an. ‚Tee', antwortete dieser, stellte das Tablett ab und ‚schrieb' die drei Buchstaben erst auf den Tisch, an dem der Mann saß, und dann auf dessen Rücken. Ich war erstaunt, wie schnell der Mann sich entspannte. ‚Das machen wir öfter so', erzählte mir der junge Pfleger lächelnd.

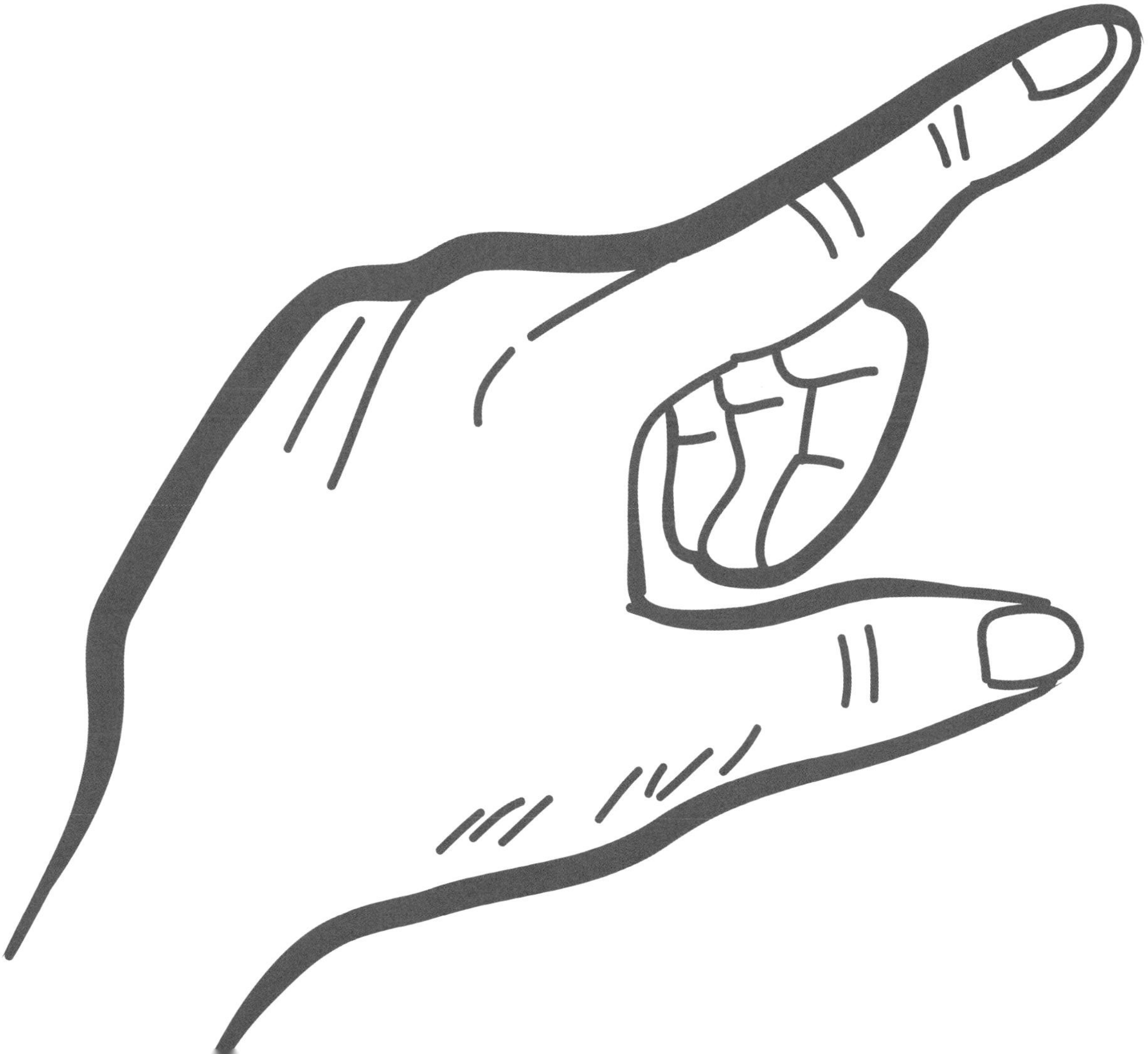

4 Massagekreis

Material
- Bälle (Tennisbälle, Tischtennisbälle, Igelbälle ...)
- evtl. Musik

beliebig

Organisationsform:
zwei Kreise (Innenkreis, Außenkreis), Teilnehmer bilden Paare (1 Partner aus Innenkreis, 1 Partner aus Außenkreis)

Ziel:
entspannen, Muskulatur lockern, Wahrnehmungsfähigkeit schulen, Wohlbefinden spüren

Ablauf

Die Gruppe bildet zwei ineinanderliegende Kreise: Die Teilnehmer des Innenkreises sitzen auf Stühlen (Stuhllehnen seitlich), und die des Außenkreises stehen oder sitzen dahinter, um den Rücken des Partners im Innenkreis zu massieren.

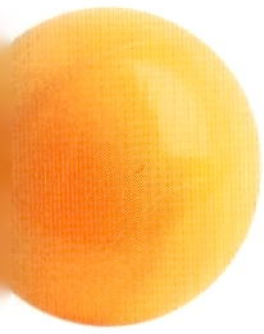

Nach einer gewissen Zeit (ca. 1 min) rückt der Außenkreis eine Position nach rechts und massiert einen neuen Partner. Nach 3 bis 4 wechselnden Massagen tauschen die Teilnehmer des Innen- und des Außenkreises ihre Positionen.

Folgende Massage-Variationen sind möglich:
- mit den Händen
- mit Bällen
- mit Löffeln (Klopfmassage)
- mit sonstigen Gegenständen (z. B. aus der Handtasche), die erraten werden

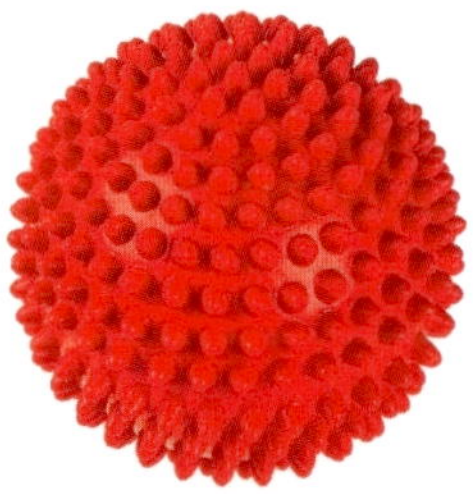

Die Partner sollten sich absprechen, an welchen Stellen die Massage als angenehm empfunden wird. Achten Sie in jedem Fall darauf, dass nicht auf der Wirbelsäule massiert wird! Neben dem Rücken können auch andere Körperteile (Nacken, Arme, Beine) massiert werden.

Behalten Sie die Zeit im Auge, damit die Positionen der Innen- und Außenkreise rechtzeitig gewechselt werden und jeder Gelegenheit hat, die entspannende Massage zu genießen!

Tipp

Differenzierung

- **leichter:** keine Kreisform, sondern die Hälfte der Teilnehmer sitzt an Tischen, um sich abstützen zu können; die Masseure stehen dahinter

+ **schwieriger:** Massage im Liegen

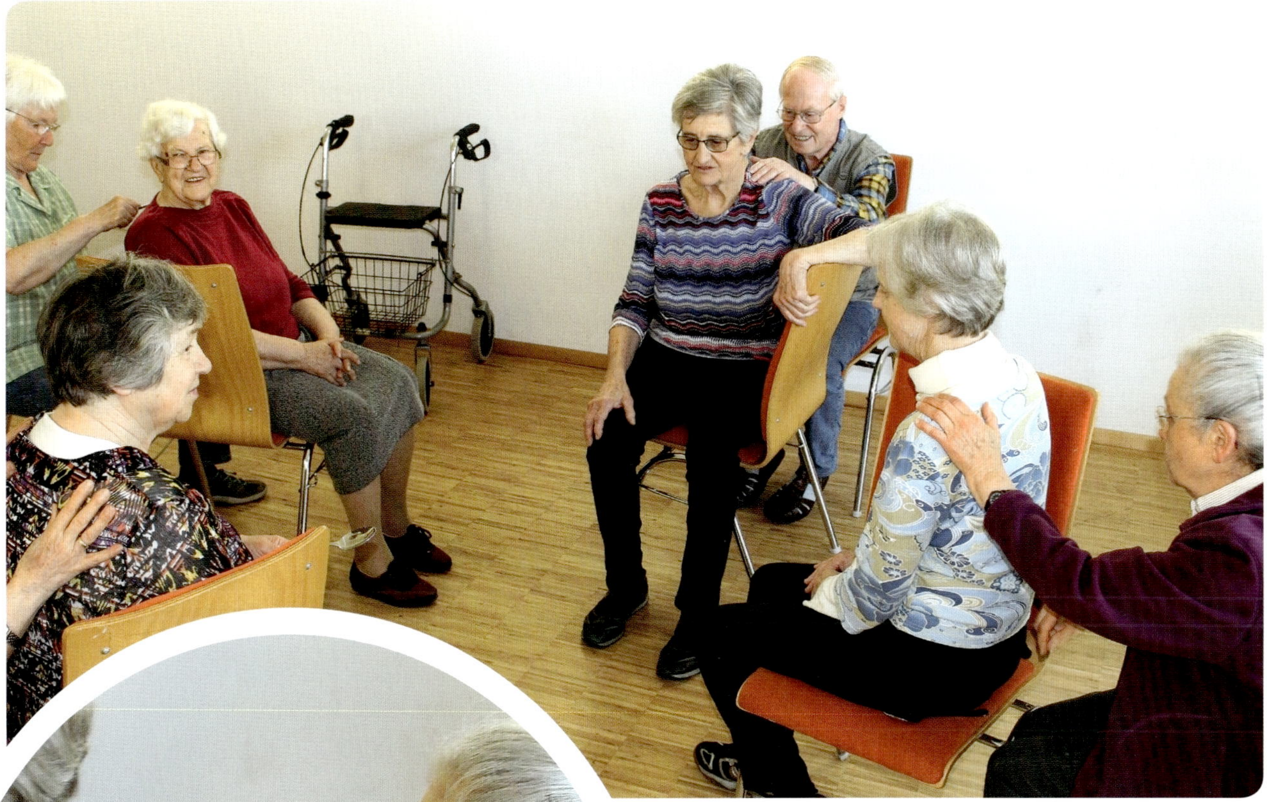

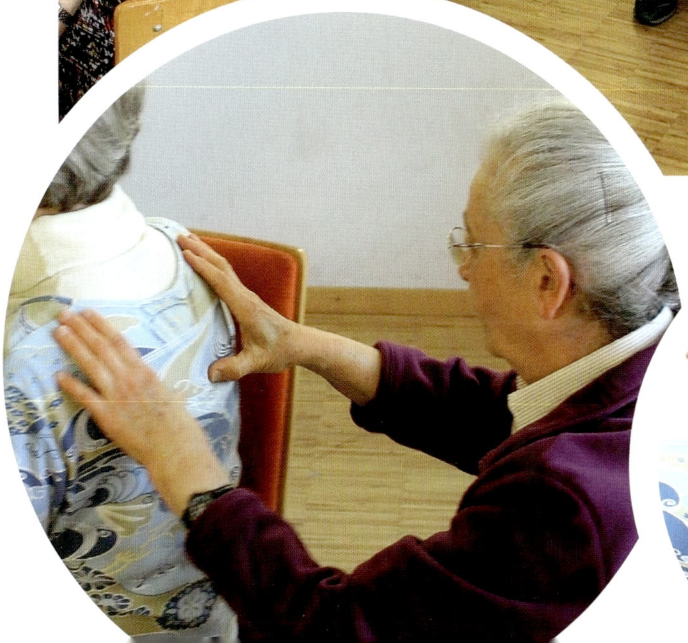

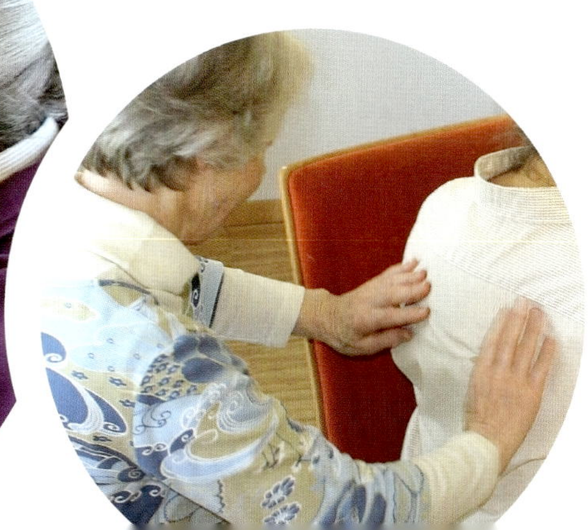

5 Backstube

Material

- keins

beliebig

Organisationsform:
paarweise

Ziel:
entspannen, Rückenmuskulatur lockern, Kooperation üben, Spaß

Ablauf

Zur Muskel-Entspannung wird eine Themen-Massage durchgeführt: Es finden sich Paare zusammen, die sich gegenseitig den Rücken massieren. Ein Partner kann sitzen (Stuhllehne seitlich), der andere hinter ihm stehen oder ebenfalls sitzen.

Es wird ein bestimmtes Thema vorgegeben, das die Fantasie anregt und die Kreativität des Massierenden hinsichtlich seiner Massagetechniken fördert: zum Beispiel „Pizza backen", „Wetterkarte", „In der Backstube" … So können etwa unter dem Stichwort „Pizza backen" vielseitige Massagetechniken erprobt und angewendet werden:

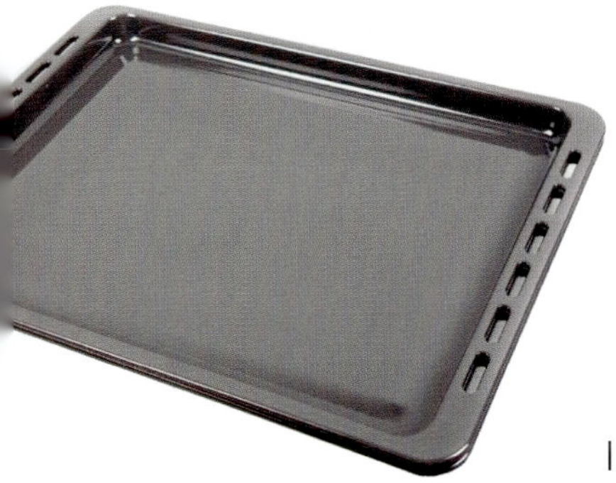

Der Massierende zählt die einzelnen Arbeitsschritte des Pizzabackens auf und macht dazu mit den Händen die passenden Handbewegungen auf dem Rücken des Partners: vom Waschen und Schrubben des Backblechs, Anrühren und Kneten des Teigs, Ausrollen, Belegen der Pizza bis zum Zerschneiden in kleine Stücke.

In der Vorweihnachtszeit eignet sich diese Form der Massage auch, um bewährte Plätzchenrezepte auszutauschen: Alle Zutaten in die Schüssel geben, miteinander verrühren, kräftig kneten, ausrollen und ausstechen, vielleicht noch mit Füllungen oder Verzierungen versehen – in den Ofen! Fertig!

Oder Sie wollen wissen, wie das Wetter morgen wird?
Kein Problem!
Von Norden kommt ein leichter Schauer (leichtes Fingertippen), der dann in einen flächendeckenden Hagel mündet (stärkeres Abklopfen mit Fingergelenken). Kalte Luft (evtl. Pusten) kommt aus dem Norden, wird aber durch die sich langsam durchsetzende Sonne erwärmt (Hände reiben und dann auf Rücken legen).
usw.

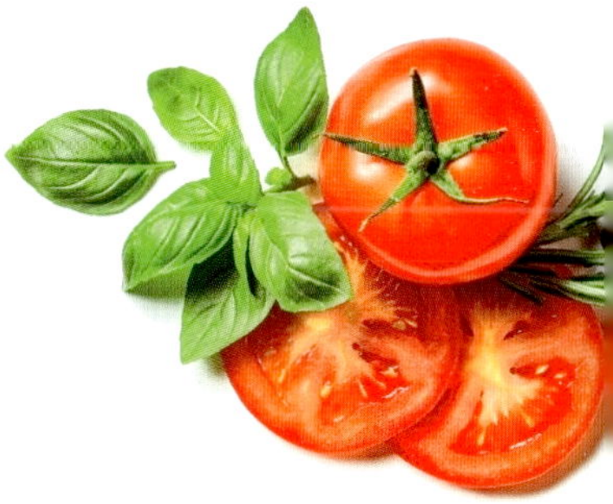

Beobachten Sie Ihre Gruppe und geben Sie zwischendurch immer wieder neue Bewegungsimpulse, die dann von den Masseuren aufgegriffen werden können!

Tipp

Differenzierung

- **leichter:** evtl. ein Sitzen an Tischen ermöglichen, damit sich die Massierten aufstützen können

\+ **schwieriger:** Massage im Liegen

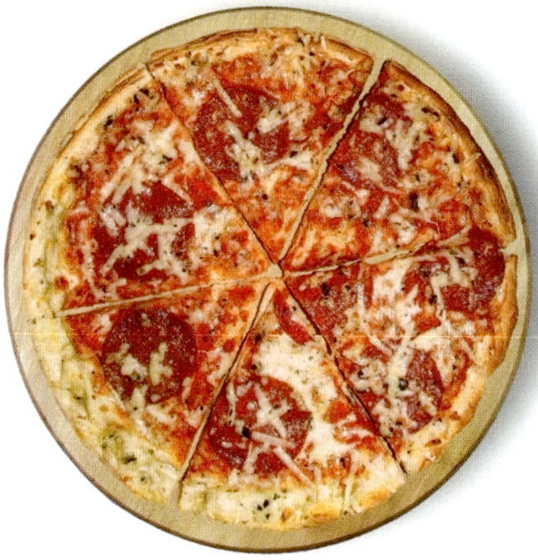

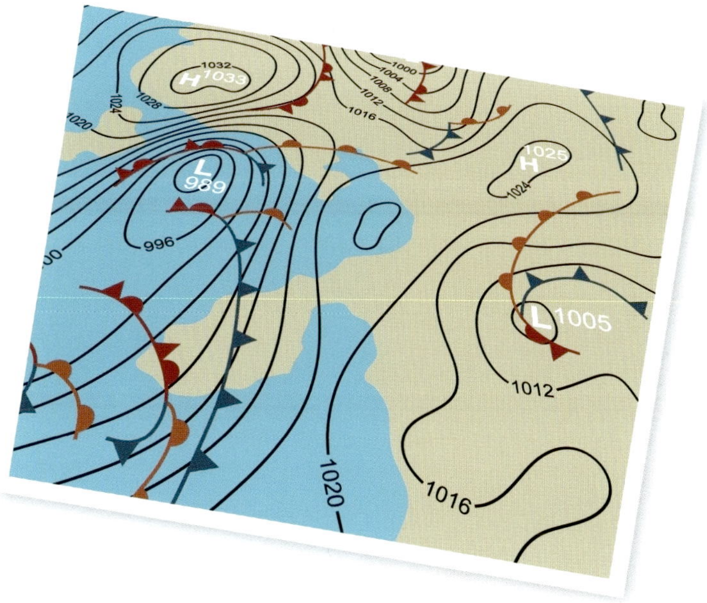

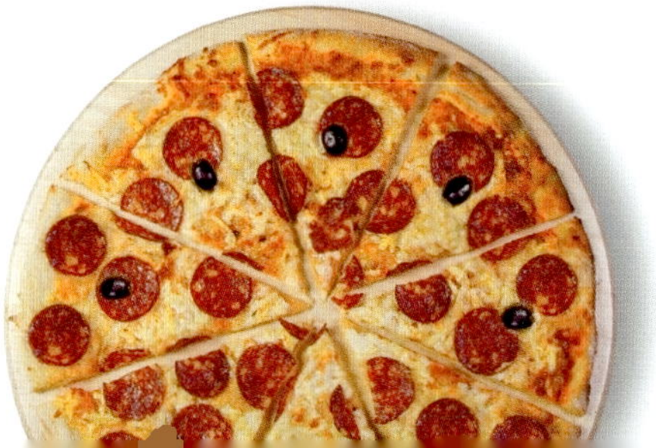

Anhang

Nähanleitung für Boccia-Säckchen

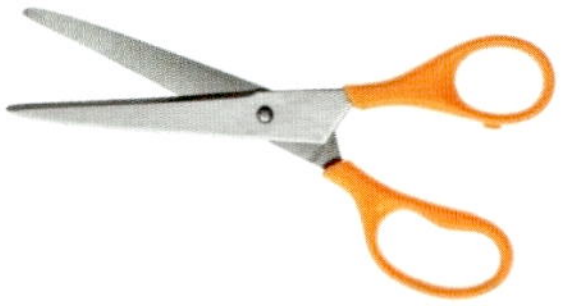

Die hier vorgestellten Boccia-Säckchen sind eine bewusst einfach gehaltene Variante, damit Sie schnell mit der „Massenproduktion" starten können!

Tipp:
Neben der Eignung als Spielgerät im sportlichen Bereich sind diese Stoffsäckchen multifunktionell: Säckchen aus Baumwolle sind z. B. auch als Wärmekissen oder Handtrainer in der Therapie einsetzbar.

Für den Gebrauch in öffentlichen Einrichtungen könnte der Hygiene-Aspekt für Ihre Materialauswahl entscheidend sein: Überlegen Sie also, ob Sie vielleicht ein abwischbares Material wählen, das nicht nur hygienischer, sondern auch langlebiger ist. Die Säckchen können dann allerdings nicht als Wärmekissen eingesetzt werden!

Material für 1 Säckchen:
- 2 Stoffquadrate oder -kreise aus dicht gewebter Baumwolle oder einem abwaschbaren Material, Größe ca. 14 x 14 cm (für das „Schweinchen", S. 182, genügt etwa die Hälfte)
- Füllmaterial (je feiner, desto angenehmer: Sand, Rapssamen, Reis, Kirschkerne, o. Ä.)

Werkzeug:
- Nähmaschine (bei ganz feinen Füllungen wie Rapssamen sinnvoll!)
- Schere
- Nadel und Faden
- Bügeleisen

Anleitung für 1 Säckchen:
1. Schneiden Sie aus Ihrem Stoff zwei gleich große Quadrate, die Sie mit der schönen Seite nach innen (rechts auf rechts) aufeinanderlegen und mit Nadeln zusammenstecken.
2. Schließen Sie nun drei Seiten des Quadrats mit einem recht engen Stich (z. B. kleiner Zickzackstich: Länge 0,9; Breite 2,0) und denken Sie daran, den Beginn und das Ende der Naht gut zu verriegeln (mehrmals hin und her), damit später nichts aufgeht!
3. Wenden Sie nun das Säckchen und bügeln Sie die Nähte und Ecken gut aus. Schlagen Sie die Kanten der noch offenen Seite nach innen ein und bügeln sie sie glatt.
4. Füllen Sie nun Ihr Säckchen zu ca. 2/3 mit der ausgewählten Füllung. Probieren Sie aus, ob es gut in der Hand liegt und ob noch genug Platz zum Zunähen bleibt!
5. Nähen Sie die letzte Seite Ihres Säckchens nun von außen zu. Stecken Sie dazu die Kanten mit Nadeln zusammen und fertigen Sie eine Naht an, die nah am Rand verläuft (ca. 2 mm Abstand). Verriegeln Sie die Naht gut!

Tipp:
Um den Ballcharakter für Bocciaspiele nachzuempfinden, können Sie am Ende die gegenüberliegenden Ecken des Säckchens mit reißfestem Zwirn zusammenziehen, indem Sie die Nadel mit dem Zwirnsfaden durch das Säckchen hindurchführen. Die Ecken werden so etwas nach innen gezogen und lassen das Säckchen nun rund erscheinen!

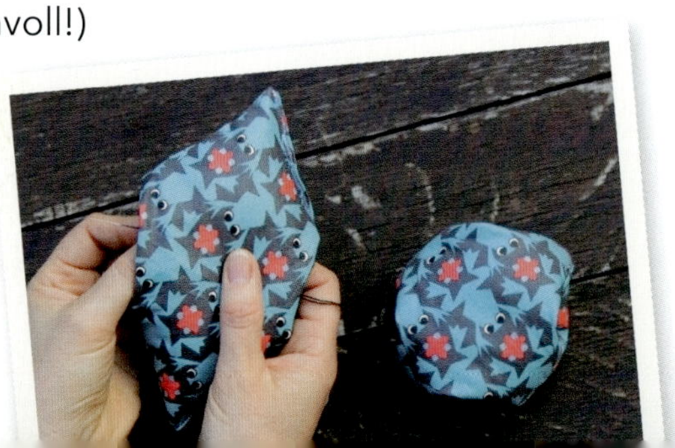

Rhythmusinstrumente selbst gemacht

Sind in Ihrer Einrichtung gerade Sparmaßnahmen angesagt? Dann bauen Sie selbst Rhythmusinstrumente. Einige Senioren finden vielleicht Gefallen an dem Gedanken, solch ein Instrument selbst herzustellen. Ich möchte Ihnen hier drei ganz einfache Möglichkeiten vorstellen:

1. Regenrohr

Material:
verschließbare Papprolle (Versandrolle oder Chips-Rolle), ca. 150 Nägel, Hammer, Klebeband, Pappe und Papier

Schlagen Sie in die Papprolle vorsichtig 100–200 Nägel (je nach Größe) im Abstand von ca. 1–1,5 cm ein. Die Anordnung der Nägel spielt keine Rolle, kann also frei gewählt werden.
Für ein schönes „Regenrauschen" füllen Sie trockenen Reis, Erbsen, Linsen oder Ähnliches in die Papprolle und verschließen sie die Rolle dann an den Seiten. Abschließend umwickeln Sie die Rolle mit Klebeband oder bekleben sie mit Papier, um die Nägel zu fixieren und das Regenrohr zu dekorieren. Beim Schütteln wird ein schöner „Regenschauer" hörbar!

2. Rassel

Material:
verschließbare Blechdosen oder Plastikbehälter aus Überraschungseiern, Reis, Linsen, Kiesel oder Sand als Füllung, 2 Löffel als Griffe, Klebeband

Benutzen Sie gut verschließbare Dosen (z. B. kleine Teedosen oder Plastik-Überraschungseier) und befüllen Sie diese mit verschiedenen Materialien wie Sand, Kieselsteinchen, Reis, Linsen usw. Um die kleinen Plastikbehälter können Sie auf Wunsch auch Griffe in Form von 2 Löffeln um das Ei legen und mit Klebeband fixieren. Eventuell noch hübsch verzieren, fertig!

3. Kastagnetten

Material:
Pappe oder Tetrapack-Material, 2 Kronkorken, Heißkleber

Schneiden Sie aus Pappe oder Tetrapack (das ist stabiler) einen Streifen von ca. 18 cm Länge und 5 cm Breite zurecht (je nach Handgröße). Falten Sie diesen in der Mitte und klappen ihn wieder auf.

An den beiden Enden fixieren Sie nun mit Heißkleber jeweils einen Kronkorken, und zwar so, dass beide beim Zuklappen des Streifens mit den glatten Seiten genau aufeinandertreffen und einen metallischen Klang erzeugen. Diese Klangfläche lässt sich natürlich mit mehreren Kronkorken noch ausbauen ...

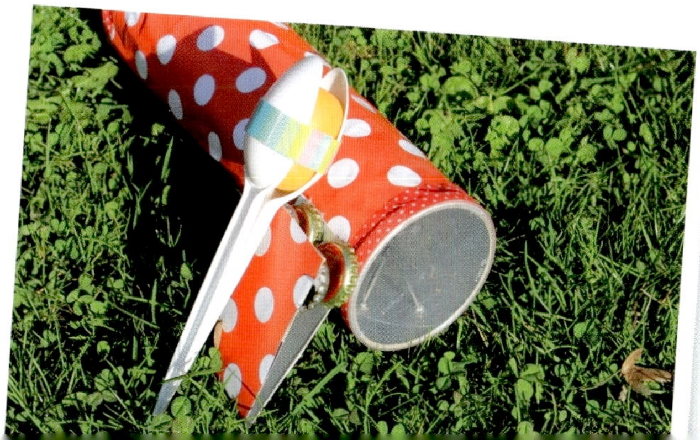

Zum Schluss:
Wenn dieses Buch

Freude

an Bewegung und am Leben vermittelt, hat es sein Ziel erreicht!

Danken möchte ich allen, die mich bei diesem Projekt inspiriert, bestärkt, begleitet, korrigierend unterstützt und immer wieder ermutigt haben:

- der Seniorentanzgruppe des Tanzcentrums Ettlingen unter der Leitung von Ulrike Haupt
- der Akutgeriatrie des Diakonissenkrankenhauses Karlsruhe mit Lydie Chroust als Betreuungskraft, von deren Erfahrungen ich profitieren konnte,
- Christine Holsten, Physiotherapeutin und Fachlehrerin, als inspirierende und konstruktive Gesprächspartnerin
- meiner Mutter, Renate Lorch, sowie Brigitte Mangler, Annette Marschall, die mit Begeisterung und viel Spaß als Fotomodelle agierten,
- meiner Freundin Annette Marschall, Krankenschwester mit Schwerpunkt Geriatrie, die mich nicht nur fachlich unterstützt hat, sondern mir immer wieder auch motivierend und ganz praktisch zur Seite stand,
- meiner Nachbarin und Lektorin Barbara Weiner, die mich unterstützend auf diesen Weg gebracht und begleitet hat,
- meiner Familie, meinen geduldigen und interessierten Kindern und meinem lieben Mann, der mir in allem treu zur Seite steht!

Danke!
Sabine Hermann